一刮见效：儿童经络刮痧图解

《健康大讲堂》编委会 ◎主编

黑 龙 江 出 版 集 团
黑龙江科学技术出版社

Contents 目录 ▶

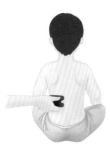

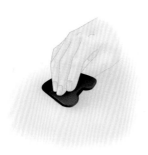

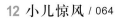

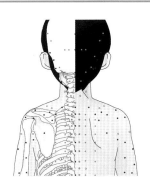

第四章　呼吸系统疾病

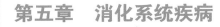

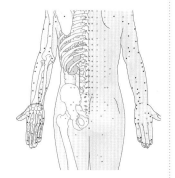

第五章　消化系统疾病

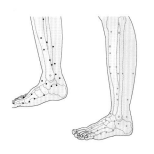

第六章　泌尿系统疾病

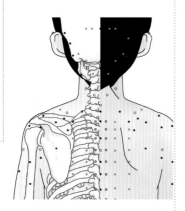

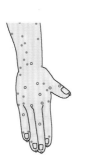

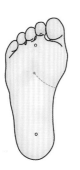

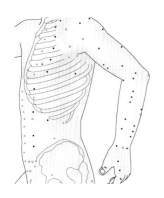

第十章　皮肤疾病

第十一章　五官疾病

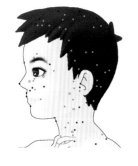

第十二章　急症

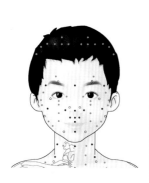

第一章 经络刮痧——维系
孩子健康的安全网

从现代医学角度来看，刮痧主要是通过刮痧手法刺激皮下毛细血管和神经末梢，使冲动传入中枢神经系统，使其产生兴奋，发挥神经系统正常的调节功能，亦可刺激局部毛细血管，使其扩张，加强血液循环血流量，增强身体抵抗疾病的能力。经络上的穴位为经络上的敏感反应点，家长为孩子刮痧时，可以在孩子的穴位周围顺次刮拭，即可得到良好的治疗效果。

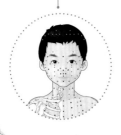

本章看点

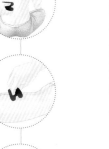

出痧

刮痧后在经脉气血瘀滞的部位会出现颜色深浅不同的痧斑。

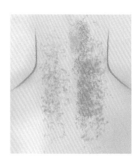

退痧

所出之痧的颜色逐渐变浅，痧斑慢慢消退。

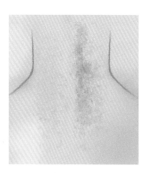

无痧

几天以后，痧被机体的免疫细胞完全清除，皮肤颜色逐渐恢复正常。

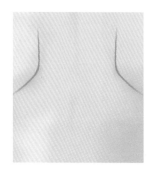

02 经络系统表

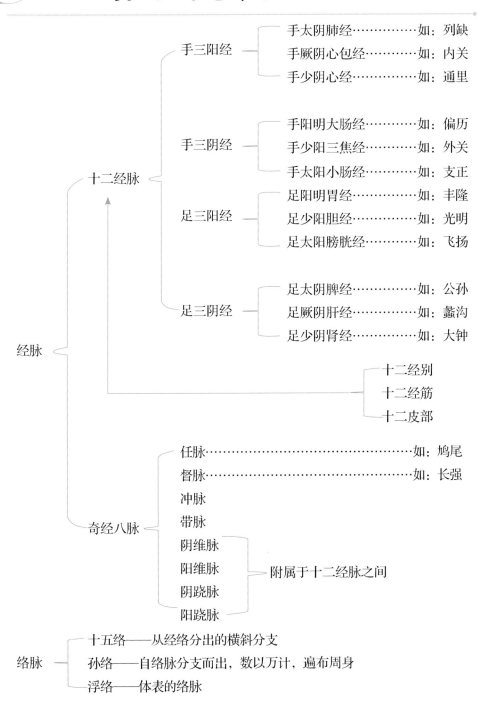

经脉
├─ 十二经脉
│   ├─ 手三阳经
│   │   ├─ 手太阴肺经…………如：列缺
│   │   ├─ 手厥阴心包经………如：内关
│   │   └─ 手少阴心经…………如：通里
│   ├─ 手三阴经
│   │   ├─ 手阳明大肠经………如：偏历
│   │   ├─ 手少阳三焦经………如：外关
│   │   └─ 手太阳小肠经………如：支正
│   ├─ 足三阳经
│   │   ├─ 足阳明胃经…………如：丰隆
│   │   ├─ 足少阳胆经…………如：光明
│   │   └─ 足太阳膀胱经………如：飞扬
│   └─ 足三阴经
│   ├─ 足太阴脾经…………如：公孙
│   ├─ 足厥阴肝经…………如：蠡沟
│   └─ 足少阴肾经…………如：大钟
│   ├─ 十二经别
│   ├─ 十二经筋
│   └─ 十二皮部
└─ 奇经八脉
    ├─ 任脉……………………………如：鸠尾
    ├─ 督脉……………………………如：长强
    ├─ 冲脉
    ├─ 带脉
    ├─ 阴维脉
    ├─ 阳维脉 ── 附属于十二经脉之间
    ├─ 阴跷脉
    └─ 阳跷脉

络脉
├─ 十五络──从经络分出的横斜分支
├─ 孙络──自络脉分支而出，数以万计，遍布周身
└─ 浮络──体表的络脉

03 经脉循环的规律

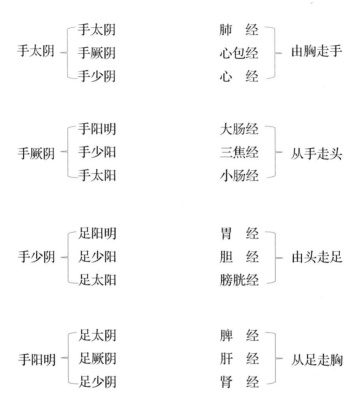

$$手太阴 \begin{cases} 手太阴 \\ 手厥阴 \\ 手少阴 \end{cases} \quad \begin{cases} 肺\ \ 经 \\ 心包经 \\ 心\ \ 经 \end{cases} 由胸走手$$

$$手厥阴 \begin{cases} 手阳明 \\ 手少阳 \\ 手太阳 \end{cases} \quad \begin{cases} 大肠经 \\ 三焦经 \\ 小肠经 \end{cases} 从手走头$$

$$手少阴 \begin{cases} 足阳明 \\ 足少阳 \\ 足太阳 \end{cases} \quad \begin{cases} 胃\ \ 经 \\ 胆\ \ 经 \\ 膀胱经 \end{cases} 由头走足$$

$$手阳明 \begin{cases} 足太阴 \\ 足厥阴 \\ 足少阴 \end{cases} \quad \begin{cases} 脾\ \ 经 \\ 肝\ \ 经 \\ 肾\ \ 经 \end{cases} 从足走胸$$

经脉的循环程序是：

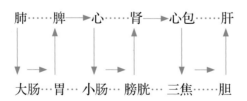

肺……脾 → 心……肾 → 心包……肝

大肠…胃 小肠…膀胱 三焦……胆

04 经脉循行与脏腑病候分类

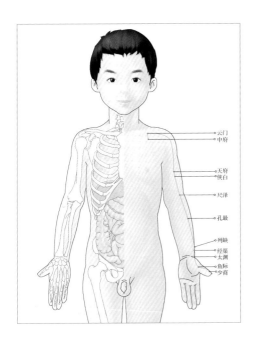

云门
中府
天府
侠白
尺泽
孔最
列缺
经渠
太渊
鱼际
少商

一、手太阴经 肺

表现病症：咳嗽、气喘、肩背痛、掌中发热。

刮痧顺序：由中府穴、云门穴向少商穴方向划动，即由臂走手。以沿线侧出现红紫色痧点为度。

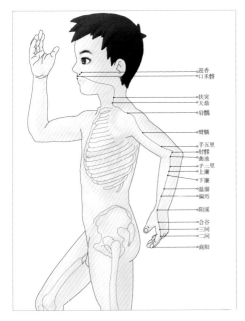

迎香
口禾髎
扶突
天鼎
肩髃
臂臑
手五里
肘髎
曲池
手三里
上廉
下廉
温溜
偏历
阳溪
合谷
三间
二间
商阳

二、手阳明经 大肠

表现病症：口干、牙痛、咽喉肿痛、腹痛、肠鸣。

刮痧顺序：由手指商阳穴向上臂、上颈走口禾髎穴、迎香穴，以沿线侧出现红紫色痧点为度。

三、足阳明经 胃

表现病症： 头痛、汗出、腹水、尿黄、寒战。

刮痧顺序： 由头目部承泣穴下面颈入缺盆穴，经胸腹下入到下肢脚趾厉兑穴为止，以沿线侧出现红紫痧点为度。

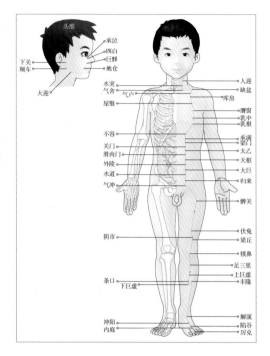

四、足太阴经 脾

表现病症： 呕吐、身沉重、黄疸、面黄、腹满。

刮痧顺序： 由隐白穴经上足背，上行胸腹直至腋前周荣穴、大包穴，以沿线侧出现红肿、痧点为度。

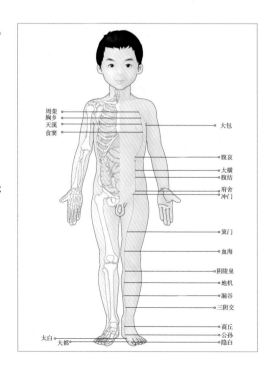

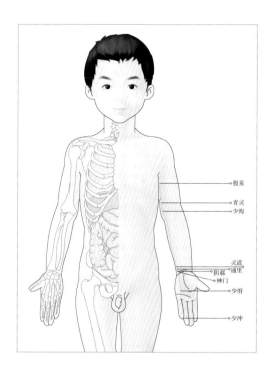

五、手少阴经 心

表现病症： 卧不安、胸胁痛、易心烦。

刮痧顺序： 由手指末端的少冲穴刮至神门穴，渐次经肘入腋窝，以循经两侧出现红肿为度。

极泉
青灵
少海
灵道
通里
阴郄
神门
少府
少冲

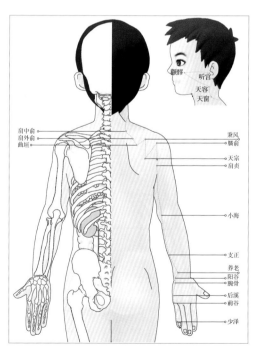

六、手太阳经 小肠

表现病症： 肠中热、尿痛、耳膜黄染、颌肿、头不可动。

刮痧顺序： 从手指少泽穴开始逐渐刮上手臂、走肩上头止于耳前的听宫穴、颧髎穴，以沿线侧出现红紫色痧点为度。

颧髎
听宫
天容
天窗
肩中俞
肩外俞
曲垣
秉风
臑俞
天宗
肩贞
小海
支正
养老
阳谷
腕骨
后溪
前谷
少泽

七、足太阳经 膀胱

表现病症：目刺痛、耳鸣、腰痛、疟疾、癫痫、溢泪、失语。

刮痧顺序：由足趾至阴穴直上小腿、臂背，上行到头部至通天穴，以沿线侧出现红肿透斑为度。

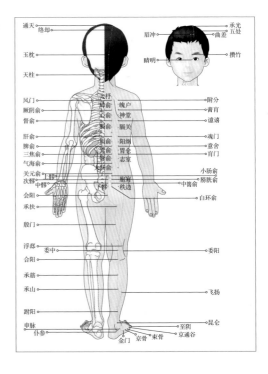

八、足少阴经 肾

表现病症：久泄、大便艰涩、浮肿、嗜卧、足掌热。

刮痧顺序：由足部涌泉穴向上经腿肚、大腿至胸腹部至胸中或中穴及俞府穴，以沿线侧出现紫红痧点为度。

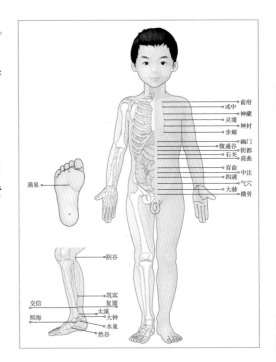

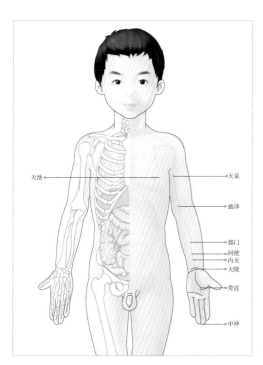

天池
天泉
曲泽
郄门
间使
内关
大陵
劳宫
中冲

九、手厥阴经 心包

表现症状： 心区痛、身体发热、心悸、昏厥、舌不能言。

刮痧顺序： 由手指末端的中冲穴经上手臂入腋下，以循经两侧出现紫红色痧斑为度。

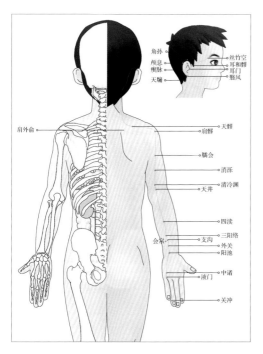

角孙
颅息
瘈脉
天牖
丝竹空
耳和髎
耳门
翳风
肩外俞
肩髎
天髎
臑会
消泺
清冷渊
天井
四渎
三阳络
会宗
支沟
外关
阳池
中渚
液门
关冲

十、手少阳经 三焦

表现症状： 咽肿喉痛、汗多、遗尿、目外眦痛。

刮痧顺序： 从手指的关冲穴上行手臂至颈头部眼角处丝竹空穴。以沿线侧出现红紫色痧点为度。

十一、足少阳经 胆

表现症状： 口苦、面如灰尘、腋下淋巴结肿大、锁骨上窝疼痛。

刮痧顺序： 由头部下行至足部，以刮拭后循经两侧出现红色痧点为度。

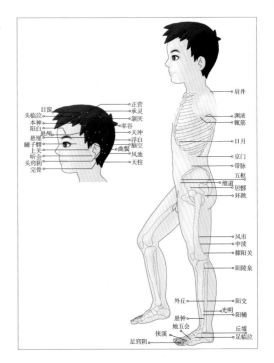

十二、足厥阴经 肝

表现症状： 疝气、消化不良、泄泻、烦躁、身热、善怒。

刮痧顺序： 由脚趾端大敦穴上行至腹中为止，以刮拭后循经线路出现红紫痧点为度。

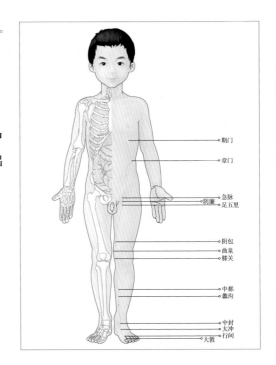

05 奇经八脉

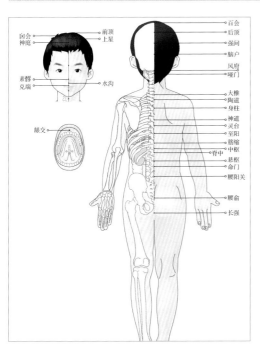

一、督脉

表现症状： 项背强直、角弓反张、头痛、眩晕、遗尿、癫痫、盗汗。

刮痧顺序： 先上后下，由大椎穴刮至长强穴，以刮拭后出现红晕为度。

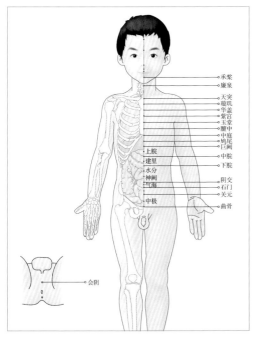

二、任脉

表现症状： 腹痛且有肿块、痔疾、咳嗽、尿血、牙痛、肿痛、呃逆、小便不利。

刮痧顺序： 由上向下，从天突穴经膻中穴刮至水分穴，避开神阙穴，再从阴交穴刮至曲骨穴，力度不宜过重，可不出痧或少量出痧。

三、冲脉

表现症状：疝气、遗尿、反胃、肠鸣、便血。

刮痧顺序：由上向下，从幽门穴刮至气冲穴，刮拭力量宜轻柔，可使腹部稍出痧。

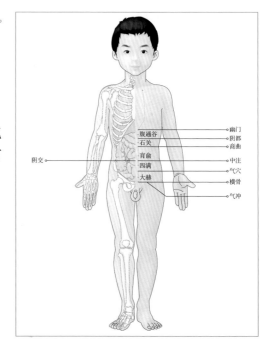

四、带脉

表现症状：小腹胀满、肢体麻木、目赤痛、牙痛、荨麻疹、腿痛。

刮痧顺序：先刮正面，再刮侧面，最后刮背部，以刮拭后出现红晕为度。

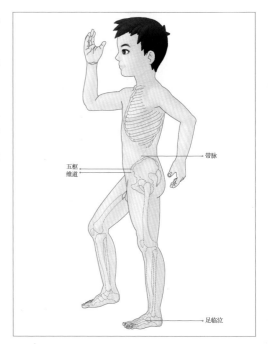

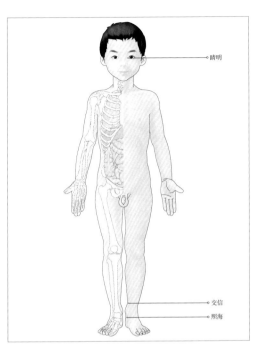

五、阴跷脉

表现症状：多眠、癫痫、吐泻、反胃、
疝气。

刮痧顺序：由上向下，从睛明穴刮至照
海穴，以有热感为度。

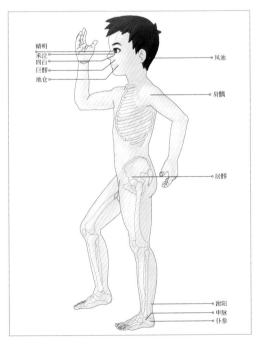

六、阳跷脉

表现症状：失眠、癫痫、自汗、眉棱骨
痛、四肢疼痛、麻木。

刮痧顺序：由上向下，从睛明穴刮至仆
参穴，以有热感为度。

七、阴维脉

表现症状：心痛、泄泻、脱肛、疟疾、发热。

刮痧顺序：起于小腿内侧，沿大腿内侧上行至腹部，过胸部，上行于颈部，以刮拭后出现热感为度。

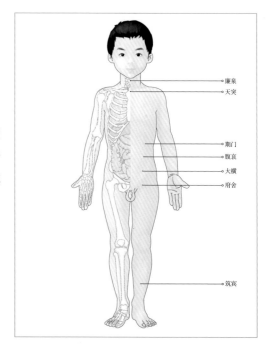

八、阳维脉

表现症状：肢体无力、眉棱骨痛、盗汗、破伤风。

刮痧顺序：起于足跟外侧的金门穴，沿腿部外侧上行至髋部，经胁肋后部，从腋后上肩，至前额，以刮拭后出现热感为度。

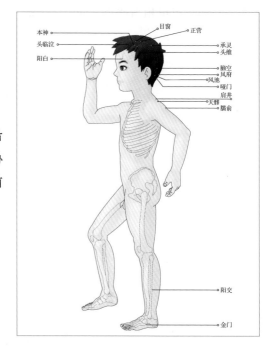

06 父母给孩子刮痧的五大优势

第一，安全可靠，让孩子不再吃苦药

刮痧是通过刮痧板刮拭孩子皮肤表面的特定位置，改善身体经络、血液微循环。与西医的打针、输液相比，刮痧不会给孩子造成新的伤口，杜绝了伤口感染的可能性。同时，由于儿童刮痧多采用特殊的刮痧手法和运板方式，故而不会给孩子造成较大的疼痛，且在刮痧之后一两天内，微微的疼痛会自动消失。俗话说："是药三分毒。"药物本身的副作用常常让父母暗自担心，而苦苦的药物让孩子每次吃药都成了一场"灾难"。刮痧帮助父母解决孩子不喜欢吃苦药的问题，一周2~3次刮痧，就可以轻轻松松地为孩子治病，再也不用为药物毒副作用担心。

第二，适应现代儿童的体质特点，为古老治病方法的创新运用

现代人的社会压力普遍较大，这种压力也波及到孩子身上。不论是学龄前还是学龄中的孩子，家长都对他们寄予了更高的期待，因此，孩子们学习压力大，心理负担也相当严重，同时，生活水平的提高也让"小胖子"问题逐渐凸显，让孩子拥有一个强壮的身体成为家长们越来越关心的话题。刮痧专门针对现代儿童"因瘀致虚"的体质对症刮拭，使体内的污浊之气得以宣泄，让经络畅通，气血旺盛，"痛则不通，通则不痛"，血脉要通、气要通和、心气要通、胃肠要通，要孩子吃得下，睡得着，拉得净，放得开。

第三，不治已病治未病，小炷留灯保健康

孩子出生时，父母都希望孩子能健健康康，长命百岁。对于孩子日常的保健，父母可以通过刮痧的方式，排除体内毒素，改善微循环，消除疾病隐患，"不治已病治未病"，让孩子每天健健康康。"不治已病治未病"，是指父母采用刮痧方法，让孩子防病于未然，一旦生病，还要预防不要传染到家人、同学等亲密人群，疾病治愈后还要防止疾病复发和愈后后遗症的产生。治病先养生，只有注重孩子的日常健康，才能保证孩子不生大病，小炷留灯，长命百岁。

第四，为父母节省高昂的治病费用

当下昂贵的医疗费用已超出了普通人群常用病和多发病的治疗需要，形成了医疗资源浪费，而这种浪费却又是医疗机构的利益需要。一些医院为了追求利益最大化，在提升药物价格和治疗费用的同时，更利用父母对医生的信任及依赖，引导父母对孩子进行过度医疗和过度消费。其实，如果父母拥有一些基本的刮痧常识，日常生活中孩子的一些小病就能够通过刮痧来解决。这样就可以最大限度地避免在医疗上的过度消费，用最少的投入获得最大的健康收益。

第五，简单方便，父母一看就懂，一学就会

刮痧被誉为中医技法之首，与其他中医治疗方法相比，刮痧方法更简单，更实用，只需要简单的一块刮痧板、一瓶刮痧油，就可以在家轻轻松松为孩子治病，随时随地施用，效果显著。刮痧入门简单，不需深度理解，不必使用专业的医疗器材，父母只要找到正确的穴位及反射区，掌握基本的刮拭手法，习惯与熟练之后很快就能掌握。每个父母都可以成为刮痧师，一看就懂，一学就会。当然，刮痧过程中，也要注意适度用力，渐进式调整手法，观察刮痧施用效果，避免过度伤害。

07 刮痧基本功轻松入门

家庭应常备的刮痧用具

刮痧板

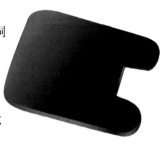

虽然在民间刮痧中所用的工具有很多，比如铜钱、汤勺等，但父母给孩子刮痧，最好选用正规的刮痧板，根据小孩的身体情况，配合专业药用刮痧油，为孩子刮拭。刮痧板最好专板专用，避免交叉感染。刮痧完毕后要用肥皂清洗，并于干燥清洁的环境中存放。

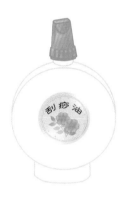

刮痧油

民间刮痧中会采用水或者蓖麻油等作为刮痧油使用。为了达到刮痧的最佳效果，家长们最好去药店购买专用的刮痧油，清热解毒、活血化瘀、清热止痛，无毒副作用，且渗透性强、润滑性好，能保护孩子娇嫩的皮肤。

毛巾或纸巾

父母在给孩子刮拭过程中，为避免刮痧油沾到衣服上，可以给孩子垫上干净、柔软的毛巾或者纸巾。刮痧完毕后，用干净的毛巾或纸巾擦拭残留的油迹。

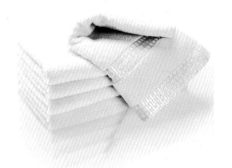

父母给孩子刮痧的基本原则

刮痧步骤

（1）将刮痧油涂抹在患者患处或者治病穴位范围内的经络线上。刮痧的区域一般以穴位为中心，总长度为 3 ～ 5 寸，以大于穴区范围为原则。如果需要刮拭的经脉过长，可以分段刮拭。刮痧板与刮痧方向与皮肤间的夹角应该小于 45°，在疼痛敏感的部位，夹角最好小于 15°。

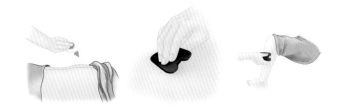

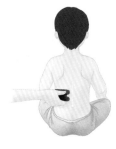

（2）用刮痧板顺次刮痧。身体刮痧顺序一般为：从上到下刮拭身体，先刮拭头面部，先背腰后胸腹，先躯干后四肢，先阳经后阴经。双手、双足由上而下，脸部、胸部由内而外，头部、背部由上而下。任何病症都要先刮拭颈椎，再刮拭其他患处。

（3）父母给孩子刮痧的时间一般一次为 10 ～ 15 分钟，但同时也要根据患儿的身体状况而定。刮拭过程中不要用力过猛，避免损伤孩子的肌肤，但一定要保持一定的压力，用力均匀，这样才能起到刮痧的效果，根据刮痧的部位适时改变刮痧力度。

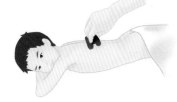

（4）第二次刮痧需要等无痛感时才能再刮。直到患处无痧出现，病症才算消失了。

注意事项

（1）刮痧时要选择空气清新、冷暖适宜的室内环境，注意避免风寒侵袭，从而降低引发新的病症的概率。父母给孩子刮痧后要让孩子在室内呆一段时间再自由活动。

（2）刮拭穴位时要刮到出痧为止，但也不能片面要求出痧而进行用力刮拭。

（3）刮痧过程中，父母若是给孩子的刮拭部位不准确或手法不当均无副作用，父母可以安心操作。

（4）刮痧后饮一杯温水，帮助新陈代谢。

刮痧治疗手法

"虚者补之，实者泻之。"这是中医治疗的基本法则之一。补和泻是两种作用相反的对立面，但又相互联系，它们共同的目的都是平衡阴阳，增强人体的正气。所以补与泻之间的关系是对立统一的关系，补泻手法是由刮拭的速度和按压力度的大小来决定的。从表面上看，刮痧时虽无直接补泻物质进入或排出机体，但依靠手法在体表一定部位的刺激，可起到促进机体功能或抑制其亢进的作用，这些作用是属于补和泻的范畴。对于儿童而言，补泻手法的运用更应该谨慎。

补法：刮痧力度较小，速度较慢，刮拭时间短。这种刮拭方法多用于身体虚弱、病情严重、长久卧病的儿童。

泻法：刮拭压力较大，速度较快，刮拭时间较长。这种刮痧方法适用于急症、新患病的儿童。由于这种方法易引起疼痛，所以家长在选择泻法刮拭时一定要慎重。

平补平泻法：这种刮拭方法是补法与泻法的结合，按压力适中，速度不快不慢，刮痧时间适中，对于大多数患儿来说，平补平泻法是较多采用的刮拭手法。

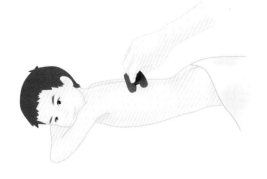

刮痧运板方法

握板方法

刮痧板的长边横靠在手掌心，大拇指和其他四个手指分别握住刮痧板的两边，刮痧时用手掌心的部位向下按压。

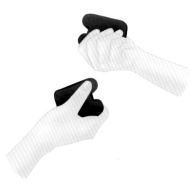

运板方法

面刮法

刮拭时，用刮板边缘的1/3，接触皮肤，刮板向刮拭的方向倾斜45°，用腕力多次向同一方向刮，适用于身体较平坦部位。

角刮法

用刮板角部，在穴位上刮，刮板面与皮肤呈45°角，适用于肩贞穴、胸部的中府、云门等穴。

点按法

刮板面与穴位刮拭方向呈垂直的90°角，由轻到重，适用于骨骼凹陷处、关节部位、肌肉丰满处，用刮板棱角点按刮拭。

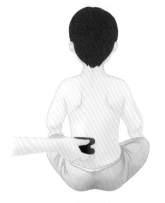

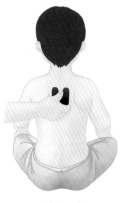

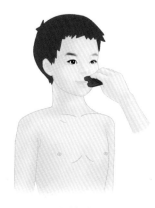

面刮法　　　　　　　　　角刮法　　　　　　　　　点按法

疏理经气法

沿经脉的循行部位，用刮痧板自上而下刮拭，一次刮痧面宜长。

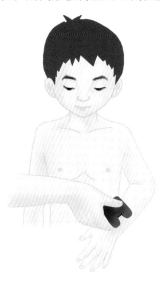

按揉法

按揉法有两种方式，依据刮痧板的方向不同，可以分为平面按揉法和垂直按揉法。

平面按揉法：刮痧板以小于20°的角度按压在孩子的穴位上，并做柔和、缓慢的旋转运动。

垂直按揉法：刮痧板的边缘呈90°角垂直按压在孩子的穴位上，做柔和、缓慢的旋转运动。

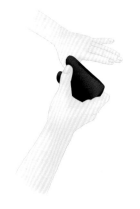

平面按揉法

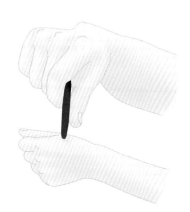

垂直按揉法

第二章　儿童体质类型分析

体质指一个人的秉赋，中华养生讲究辨证，而体质辨识是辨证养生的基础。父母只有辨清宝宝是何种体质，才可以通过适当的保健方法来调理孩子的身体。下面介绍儿童体质的分类及适合各种体质的保健方法。

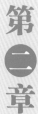

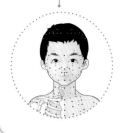

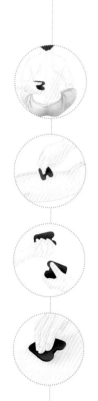

本章看点

01 健康型刮痧

健康型的儿童身体结实，面色红润，精神饱满，吃饭香，大小便正常。对这类体质的孩子，自身的身体素质已经很好，刮痧的保健原则即为平补阴阳，在原来的基础上让孩子继续保持健康。

刮痧穴位

百会：后发际正中直上 5 寸处，或两耳直上头顶正中处。

三阴交：小腿内侧，足内踝尖上 3 寸，胫骨内侧缘后方。

涌泉：足底，第 2、第 3 趾趾缝纹头端与足跟连线的前 1/3 处。

阳陵泉：小腿外侧，当腓骨头前下方凹陷处。

合谷：在手背，第 1、第 2 掌骨间，当第 2 掌骨桡侧的中点处。

涌泉：足底，第2、第3趾趾缝纹头端与足跟连线的前1/3处

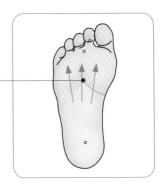

百会：位于头部，当前发际正中直上5寸，或两耳尖连线中点处

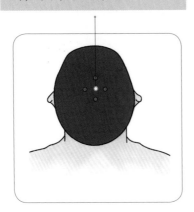

合谷：在手背，第1、掌骨间，当第2掌骨桡侧的中点处

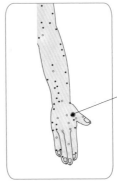

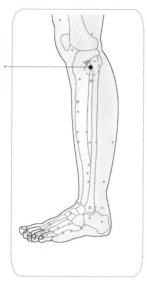
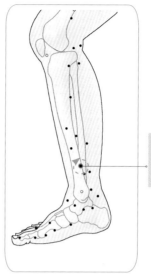

阳陵泉：小腿外侧，当腓骨头前下方凹陷处

三阴交：小腿内侧，足内踝尖上3寸，胫骨内侧缘后方

父 母 刮 痧

时间	运板	次数
10 ~ 15 分钟	角刮法 面刮法 平面按揉法	10 ~ 15 次

刮痧顺序

第一步，用角刮法刮拭头顶的百会穴；

第二步，用平面按揉法刮拭下肢的三阴交穴，用同样的方法刮拭阳陵泉穴；

第三步，用面刮法刮拭足底的涌泉穴；

第四步，用角刮法刮拭手部的合谷穴。

食疗偏方

1. 百合粥：用小麦煮粥，将熟时加入百合，待煮熟后再加入冰糖即可食用。

2. 桂圆肉粥：取桂圆肉 12 克、大枣 6 枚、粳米煮为粥，食用时可加入少许冰糖。早晚热饮，每日或隔日一次。

3. 双花绿豆粥：取绿豆 50 克、大米 15 克、金银花 15 克、碱少许、白糖适量。先煎金银花去渣，再入绿豆、大米，加少许碱，煮成粥，加糖即可。

02 寒型刮痧

寒型的孩子易手脚冰凉，喜静不喜动，吃饭不香，进食生冷食物如冷饮等易腹泻，且呈溏便。父母通过给孩子刮痧，可以益气健脾、增进食欲，同时刮痧可以促进儿童因正气不足而引起的体力和精力疲惫症状，消除疲劳。

刮痧穴位

肺俞：背部，当第 3 胸椎棘突下，旁开 1.5 寸。

脾俞：背部，当第 11 胸椎棘突下，旁开 1.5 寸。

胃俞：背部，第 12 胸椎棘突下，旁开 1.5 寸。

肾俞：腰部，第 2 腰椎棘突下，旁开 1.5 寸。

膻中：位于胸部，当前正中线上，平第 4 肋间，两乳头连线的中点。

中庭：位于胸部，当前正中线上，平第 5 肋间，即胸剑结合部。

太渊：腕掌侧横纹桡侧，桡动脉搏动处。

足三里：犊鼻穴下 3 寸，距胫骨前嵴 1 横指，当胫骨前肌上。

阴陵泉：小腿内侧，当胫骨内侧髁后下方凹陷处。

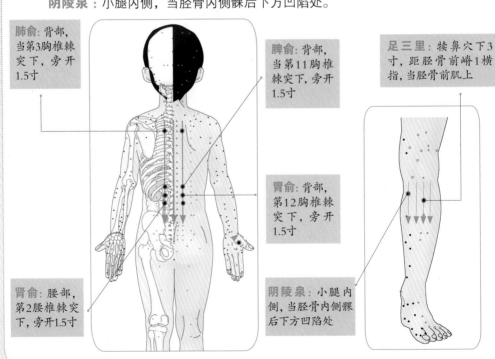

肺俞：背部，当第3胸椎棘突下，旁开1.5寸

脾俞：背部，当第11胸椎棘突下，旁开1.5寸

足三里：犊鼻穴下3寸，距胫骨前嵴1横指，当胫骨前肌上

胃俞：背部，第12胸椎棘突下，旁开1.5寸

肾俞：腰部，第2腰椎棘突下，旁开1.5寸

阴陵泉：小腿内侧，当胫骨内侧髁后下方凹陷处

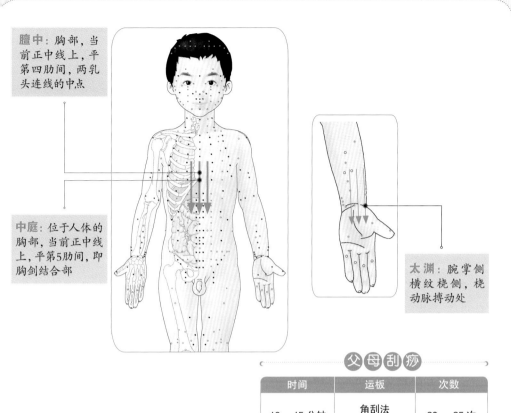

膻中：胸部，当前正中线上，平第四肋间，两乳头连线的中点

中庭：位于人体的胸部，当前正中线上，平第5肋间，即胸剑结合部

太渊：腕掌侧横纹桡侧，桡动脉搏动处

父母刮痧

时间	运板	次数
10 ~ 15 分钟	角刮法 面刮法	20 ~ 25 次

刮痧顺序

第一步，用面刮法刮拭肺俞穴、脾俞穴、胃俞穴、肾俞穴；

第二步，用角刮法刮拭膻中穴、中庭穴；

第三步，用面刮法从上到下刮拭太渊穴，用同样方法刮拭小腿足三里穴、阴陵泉穴。

食疗偏方

1. 桂圆肉粥：取桂圆肉 15 克、大枣 6 枚、粳米共煮为粥，食用时也可加入少许冰糖。早晚热饮，每日或隔日一次。

2. 麦冬 10 克，鸡胸脯肉 300 克。麦冬洗净，加适量水先蒸熟，鸡胸脯肉洗净，加葱、姜、黄酒等同煮至熟，捞出冷却后，加麦冬、适量食盐等调料拌匀后即成。可长期食用。

03 热型刮痧

　　热型的孩子身体较为结实，面赤唇红，体内阳火旺盛，易舌燥口渴，易烦躁恼怒，食量较大，大便易干燥，便秘。父母通过给孩子刮痧有助于清热泻火，润燥通便，宣泄体内过剩的阳气，调节阴阳，预防热型体质带来的未发病。

刮痧穴位

头维：头侧部，当额角发际上 0.5 寸，头正中线旁开 4.5 寸。

风池：胸锁乳突肌和斜方肌上端之间的凹陷处。

大椎：人体的颈部下端，第 7 颈椎棘突下凹陷处。

身柱：背部后正中线上，第 3 胸椎棘突下凹陷中。

肺俞：背部，当第 3 胸椎棘突下，旁开 1.5 寸。

肝俞：背部，当第 9 胸椎棘突下，旁开 1.5 寸。

胃俞：背部，第 12 胸椎棘突下，旁开 1.5 寸。

商阳：食指末节桡侧，距爪甲角 0.1 寸。

百会：后发际正中直上 5 寸处，或两耳直上头顶正中处。

肩井：大椎穴与肩峰连线的中点。

心俞：背部，当第 5 胸椎棘突下，旁开 1.5 寸。

胆俞：背部，当第 10 胸椎棘突下，旁开 1.5 寸。

曲池：屈肘成直角，在肘横纹外侧端与肱骨外上髁连线中点处。

合谷：手背第 1、第 2 掌骨间，第 2 掌骨桡侧的中点处。

阳陵泉：小腿外侧，当腓骨头前下方凹陷处。

光明：小腿外侧，当外踝尖穴上 5 寸，腓骨前缘。

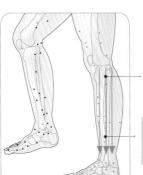

阳陵泉：小腿外侧，当腓骨头前下方凹陷处

光明：小腿外侧，当外踝尖穴上5寸，腓骨前缘

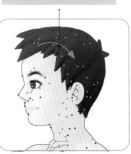

头维：头侧部，当额角发际上0.5寸，头正中线旁开4.5寸

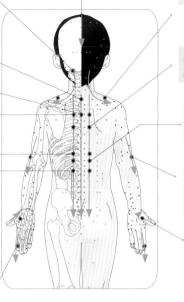

风池：胸锁乳突肌和斜方肌上端之间的凹陷处

百会：后发际正中直上5寸处，或两耳直上头顶正中处

肩井：大椎穴与肩峰连线的中点

大椎：人体的颈部下端，第7颈椎棘突下凹陷处

身柱：背部后正中线上，第3胸椎棘突下凹陷中

肺俞：背部，当第3胸椎棘突下，旁开1.5寸

肝俞：背部，当第9胸椎棘突下，旁开1.5寸

心俞：背部，当第5胸椎棘突下，旁开1.5寸

胆俞：背部，当第10胸椎棘突下，旁开1.5寸

曲池：屈肘成直角，在肘横纹外侧端与肱骨外上髁连线中点处

胃俞：背部，第12胸椎棘突下，旁开1.5寸

合谷：手背第1、第2掌骨间，第2掌骨桡侧的中点处

商阳：食指末节桡侧，距爪甲角0.1寸

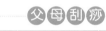
父母刮痧

时间	运板	次数
10～15分钟	角刮法 面刮法 平面按揉法	10～15次

刮痧顺序

第一步，用角刮法刮拭百会穴、头维穴；

第二步，用面刮法刮拭大椎穴、身柱穴、风池穴、肩井穴，并用同样方法刮拭心俞、肺俞、肝俞、胆俞、胃俞等穴；

第三步，用面刮法按经脉刮拭上肢曲池穴，用平面按揉法刮拭合谷穴；

第四步，用面刮法从上往下刮拭阳陵泉穴、光明穴；

第五步，用角刮法刮拭商阳穴。

食疗偏方

丝瓜豆腐鱼头汤：丝瓜500克，鲜鱼头1个，豆腐适量，生姜、盐各适量。先将洗净后的鱼头和生姜，加入适量滚水，旺火煲20分钟，放入豆腐和丝瓜，再用文火煲15～20分钟，加入调味品即可。

04 虚型刮痧

虚型体质的孩子身体较为虚弱，面色痿黄，体内虚寒，少言语，少运动，怕冷、手脚冰凉，吃饭不香，便溏。父母对这类孩子要格外注意，通过刮痧使孩子肌肉运动，产生热能，温阳益气，增强机体活力，使其精力旺盛，预防未发病。促进虚型体质病症康复。

刮痧穴位

大椎：位于人体的颈部下端，第7颈椎棘突下凹陷处。

命门：腰部，当后正中线上，第2腰椎棘突下凹陷处。

心俞：背部，第5胸椎棘突下，旁开1.5寸。

神堂：背部，当第5胸椎棘突下，旁开3寸。

肾俞：腰部，第2腰椎棘突下，旁开1.5寸。

膻中：胸部，当前正中线上，平第4肋间，两乳头连线的中点。

太白：足内侧缘，足大趾本节（第1跖骨关节）后下方赤白肉际凹陷处。

公孙：足内侧第1跖骨基底部前下缘，第1趾关节后1寸处。

大钟：位于人体的足内侧，内踝下方，当跟腱附着部的内侧前方凹陷处。

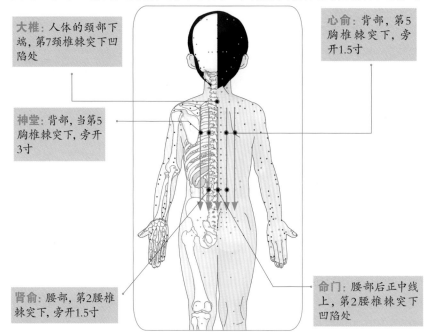

大椎：人体的颈部下端，第7颈椎棘突下凹陷处

神堂：背部，当第5胸椎棘突下，旁开3寸

肾俞：腰部，第2腰椎棘突下，旁开1.5寸

心俞：背部，第5胸椎棘突下，旁开1.5寸

命门：腰部后正中线上，第2腰椎棘突下凹陷处

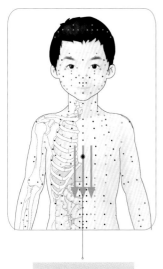

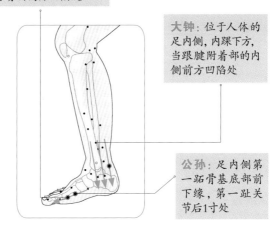

太白: 足内侧缘, 足大趾本节 (第一跖骨关节) 后下方赤白肉际凹陷处

大钟: 位于人体的足内侧, 内踝下方, 当跟腱附着部的内侧前方凹陷处

公孙: 足内侧第一跖骨基底部前下缘, 第一趾关节后1寸处

膻中: 胸部, 当前正中线上, 平第4肋间, 两乳头连线的中点

父母刮痧

时间	运板	次数
10 ~ 15 分钟	面刮法 平面按揉法	10 ~ 15 次

刮痧顺序

第一步, 用面刮法刮拭大椎穴、命门穴、心俞穴、神堂穴、肾俞穴;

第二步, 用面刮法从上往下刮拭膻中穴;

第三步, 用平面按揉法刮拭太白穴、公孙穴;

第四步, 用面刮法从上往下刮拭大钟穴。

食疗偏方

1. 人参大枣粥: 人参 3 克, 大枣 5 枚, 大米 50 克。大枣去核, 与人参、大米同煮为粥, 佐餐用, 可经常食之。

2. 当归生姜羊肉汤: 当归 15 克, 生姜 20 克, 羊肉 300 克, 植物油、精盐、黄酒、柑橘皮各适量。羊肉切成块, 洗净。用食油、黄酒、生姜加工, 焖烧 6 ~ 10 分钟后, 盛入锅内, 加水和当归及其他佐料, 煮开, 慢炖, 直至羊肉酥烂。吃肉喝汤。

05 湿型刮痧

湿型体质的孩子身体多肥胖，喜欢吃油腻的食品，不喜运动，吃饭不香，便溏。父母通过给孩子刮痧可以振奋孩子体内阳气，健脾益气，促进水液代谢，利湿化痰，预防湿型体质发病，促进湿型病症的康复。

刮痧穴位

脾俞：背部，当第 11 胸椎棘突下，旁开 1.5 寸。

三焦俞：腰部，当第 1 腰椎棘突下，旁开 1.5 寸。

肾俞：腰部，当第 2 腰椎棘突下，旁开 1.5 寸。

石门：位于人体的下腹部，前正中线上，当脐中下 2 寸。

章门：位于人体的侧腹部，当第 11 肋游离端的下方。

足三里：犊鼻穴下 3 寸，距胫骨前嵴 1 横指，当胫骨前肌上。

丰隆：小腿前外侧，当外踝尖上 8 寸，条口外，距胫骨前缘 2 横指处。

阴陵泉：在小腿内侧，当胫骨内侧髁后下方凹陷处。

三阴交：小腿内侧，当足内踝尖上 3 寸，胫骨内侧缘后方。

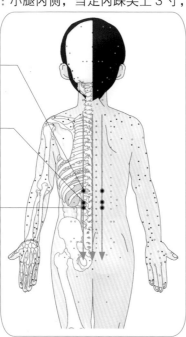

脾俞：背部，当第11胸椎棘突下，旁开1.5寸

三焦俞：腰部，当第1腰椎棘突下，旁开1.5寸

肾俞：腰部，当第2腰椎棘突下，旁开1.5寸

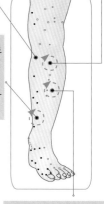

阴陵泉：在小腿内侧，当胫骨内侧髁后下方凹陷处

足三里：犊鼻穴下3寸，距胫骨前嵴1横指，当胫骨前肌上

三阴交：小腿内侧，当足内踝尖上3寸，胫骨内侧缘后方

丰隆：小腿前外侧，当外踝尖上8寸，条口外，距胫骨前缘2横指（中指）处

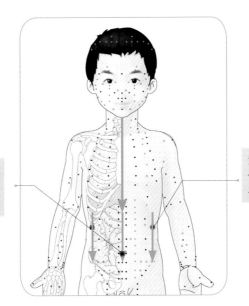

石门：人体的下腹部，前正中线上，当脐中下2寸

章门：人体的侧腹部，当第11肋游离端的下方

父母刮痧

时间	运板	次数
10～15分钟	面刮法 平面按揉法	10～15次

刮痧顺序

第一步，用面刮法刮拭上脘穴、下脘穴、石门穴、关元穴、章门穴；

第二步，用平面按揉法刮拭足三里穴、丰隆穴；

第三步，用面刮法刮拭阴陵泉穴、三阴交穴。

食疗偏方

1. 红小豆50克，萝卜60~100克，紫菜5克，薏苡仁20克，茯苓10克。加入适量的水和佐料煲汤食用。

2. 赤小豆30克，白扁豆、薏苡仁、木棉花、芡实各15克，灯芯花、川萆薢各10克，赤茯苓10克。将川萆薢、赤茯苓、木棉花、灯芯花洗净水煎至2碗，去渣取汁，加入赤小豆、白扁豆、薏苡仁、芡实同煮成粥。温热服食。

第三章

儿童常见病刮痧疗法

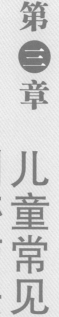

小儿常见病、多发病包括感冒、发烧、腹泻、咳嗽、消化不良、扁桃体炎、小儿流涎、新生儿黄疸、小儿吐乳、小儿支气管肺炎、小儿惊风等。其中新生儿多发病为新生儿黄疸、小儿吐乳；1~3岁幼儿多发病有腹泻、感冒、支气管肺炎、消化不良、流涎等；学龄儿童多发病有感冒、扁桃体炎、咳嗽等。感冒、发烧、咳嗽是每个年龄段的儿童均易发生的疾病。

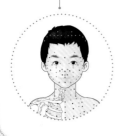

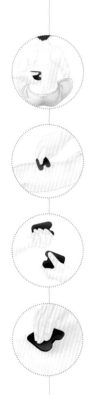

本章看点

01 小儿感冒

小儿感冒是小儿发病率相当高的病症之一，四季常有。感冒多由六淫之邪和时行病毒侵及肺部引起，初起时主要表现为发热、鼻塞、流涕、咳嗽、头痛等症状，进而是全身乏力、头晕目眩、呕吐泻痢、口黏苔腻等症状。父母给孩子刮拭相关穴位，可以起到祛邪解表、调和营卫、清暑祛湿的作用，能很快地缓解孩子的感冒症状。

刮痧穴位

风池：位于后颈部，后头骨下，两条大筋外缘陷窝中，与耳垂齐平。

大椎：人体的颈部下端，第7颈椎棘突下凹陷处。

风门：背部，当第2胸椎棘突下，旁开1.5寸。

中府：胸前壁的外上方，云门穴下1寸，平第1肋间隙处，前正中线旁开6寸。

孔最：手臂前伸手掌向上，从肘横纹（尺泽穴）直对腕横纹脉搏跳动处（太渊穴）下行5寸处。

中脘：上腹部，前正中线上，当脐中上4寸。

足三里：犊鼻穴下3寸，距胫骨前嵴1横指，当胫骨前肌上。

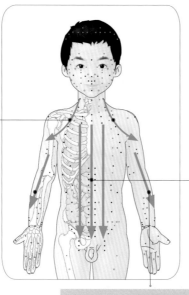

中脘：上腹部，前正中线上，当脐中上4寸

中府：胸前壁的外上方，云门穴下1寸，平第1肋间隙处，前正中线旁开6寸

孔最：手臂前伸手掌向上，从肘横纹（尺泽穴）直对腕横纹脉搏跳动处（太渊穴）下行5寸处

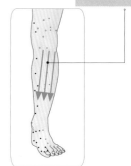

足三里：犊鼻穴下3寸，距胫骨前嵴1横指，当胫骨前肌上

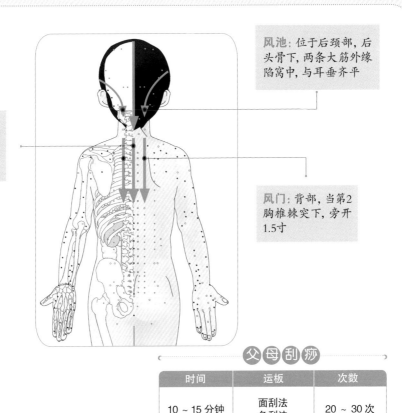

风池：位于后颈部，后头骨下，两条大筋外缘陷窝中，与耳垂齐平

大椎：人体的颈部下端，第7颈椎棘突下凹陷处

风门：背部，当第2胸椎棘突下，旁开1.5寸

父母刮痧

时间	运板	次数
10～15分钟	面刮法 角刮法	20～30次

刮痧顺序

第一步，用单角刮法刮拭风池穴，并用面刮法刮颈部大椎穴及肺俞穴；

第二步，用单角刮法刮前胸部中府穴，由内而外；

第三步，用面刮法从上而下刮拭手臂孔最穴、合谷穴，并用同样方法刮拭小腿前外侧足三里穴。

食疗偏方

1. 红糖蛋花汤：鸡蛋在碗中打匀，将煮沸的红糖水倒入盛有鸡蛋的碗中，一岁以上的宝宝可再加1片生姜，祛寒暖胃，且利于消化吸收。

2. 白扁豆山药粥：白扁豆25克，山药50克，粳米100克。适合夏季暑湿感冒的患儿食用，症见头痛如裹、食欲不振、呕吐或伴腹泻等。

3. 石膏退热粥：生石膏30克，葛根25克，淡豆豉2克，麻黄2克，桑叶5克，粳米100克。适合感冒发烧、头痛、口渴咽干的患儿食用。

02 发烧

只要患儿的体温升至 37.4℃，就是小儿发烧，一般不考虑采用药物降温的办法，家长不要给孩子随便吃退烧药，可以用温毛巾给孩子擦拭身体，施行物理降温。根据发烧原因的不同，可分为感染性和非感染性两种。家长若是怀疑孩子发烧，要在孩子安静时测量体温，根据情况处理孩子发烧。

刮痧穴位

风池：位于后颈部，后头骨下，两条大筋外缘陷窝中，与耳垂齐平。

大椎：位于人体的颈部下端，第 7 颈椎棘突下凹陷处。

风门：第 2 胸椎棘突下，旁开 1.5 寸。

大杼：背部，当第 1 胸椎棘突下，旁开 1.5 寸。

曲池：屈肘成直角，在肘横纹外侧端与肱骨外上髁连线中点处。

合谷：手背第 1、第 2 掌骨间，第 2 掌骨桡侧的中点处。

复溜：在小腿内侧，太溪穴直上 2 寸，跟腱的前方。

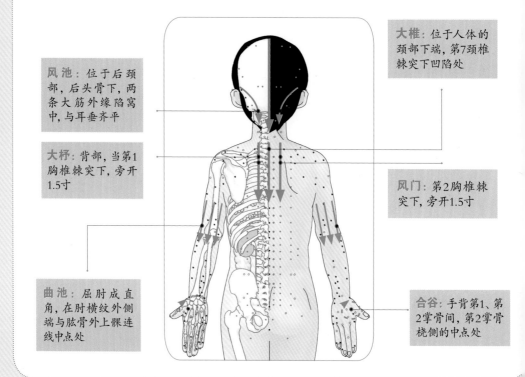

大椎：位于人体的颈部下端，第7颈椎棘突下凹陷处

风池：位于后颈部，后头骨下，两条大筋外缘陷窝中，与耳垂齐平

大杼：背部，当第1胸椎棘突下，旁开1.5寸

风门：第2胸椎棘突下，旁开1.5寸

曲池：屈肘成直角，在肘横纹外侧端与肱骨外上髁连线中点处

合谷：手背第1、第2掌骨间，第2掌骨桡侧的中点处

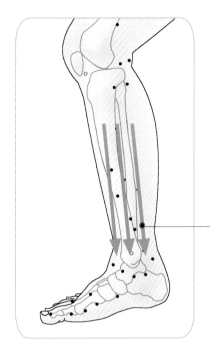

复溜: 在小腿内侧，太溪穴直上2寸，跟腱的前方

父母刮痧

时间	运板	次数
10 ~ 15 分钟	角刮法 面刮法 平面按揉法	20 ~ 30 次

刮痧顺序

第一步，用角刮法刮拭风池穴；

第二步，用面刮法刮拭大椎穴、大杼穴、风门穴；

第三步，用角刮法刮拭曲池穴、合谷穴；

第四步，用面刮法刮拭小腿阴面复溜穴。

食疗偏方

1. 荷叶粥：新鲜荷叶1张，洗净煮汤500毫升左右，用滤出的荷叶水加粳米100克、白砂糖适量煮粥，每天早晚食用。切记不要强制患儿进食，注意持续补充水分。

2. 香菜10克，生姜3克，白萝卜15克，冰糖适量。加入适量的水同煮15分钟即可。

3. 取冬瓜250克、荷叶1张。将冬瓜洗净，连皮切块。荷叶切碎，加水、冬瓜块煮汤，汤成后去荷叶加盐喝汤。

03 头痛

对于家长而言，引起孩子头痛的原因有很多。饮食不当、天气变化、疲劳甚至烦恼等都容易引起孩子头痛。针对不同的发病原因，家长对孩子的刮痧方式也应有所不同。如果头痛是第一次发作，尤其伴有高烧、呕吐、脖子发硬、畏光等症状，应立即上医院检查，确定是否是因脑瘤、脑炎等严重疾病引起的头痛。

刮痧穴位

百会：在头部，当前发际正中直上 5 寸，或两耳尖连线中点处。

头维：在头侧部，当额角发际上 0.5 寸，头正中线旁开 4.5 寸。

率谷：在头部，当耳尖直上入发际 1.5 寸，角孙穴直上方。

完骨：在头部，当耳后乳突的后下方凹陷处。

风池：于后颈部，后头骨下，两条大筋外缘陷窝中，与耳垂齐平。

天柱：后颈部，当后发际正中，旁开 1.3 寸。

合谷：手背第 1、第 2 掌骨间，第 2 掌骨桡侧的中点处。

太阳：在耳廓前面，前额两侧，外眼角延长线的上方，在两眉梢后凹陷处。

后溪：轻握拳，手掌尺侧缘，第 5 掌指关节后，掌横纹尽头。

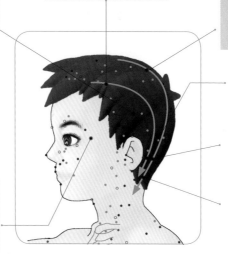

率谷：在头部，当耳尖直上入发际1.5寸，角孙穴直上方

头维：在头侧部，当额角发际上0.5寸，头正中线旁开4.5寸

百会：在头部，当前发际正中直上5寸，或两耳尖连线中点处

完骨：在头部，当耳后乳突的后下方凹陷处

风池：于后颈部，后头骨下，两条大筋外缘陷窝中，与耳垂齐平

天柱：后颈部，当后发际正中，旁开1.3寸

太阳：在耳廓前面，前额两侧，外眼角延长线的上方，在两眉梢后凹陷处

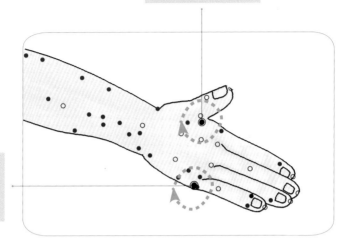

合谷：手背第1、第2掌骨间，第2掌骨桡侧的中点处

后溪：轻握拳，手掌尺侧缘，第5掌指关节后，掌横纹尽头

父母刮痧

时间	运板	次数
10～15分钟	面刮法 平面按揉法	20～30次

刮痧顺序

第一步，不同的头痛有不同的刮拭顺序。若您的孩子为偏头痛，则从太阳穴开始至天柱穴，头顶痛则按照从百会穴到头维穴的顺序刮拭，后脑痛则是先刮拭完骨穴、风池穴、天柱穴一带；

第二步，刮拭肩部，从头侧至肩部；

第三步，用平面按揉法刮拭合谷穴、后溪穴。

食疗偏方

薄荷液：将干燥的薄荷叶放入热水中，煮3分钟，喝下煮出的薄荷液。

04 小儿咳嗽

咳嗽是呼吸道系统疾病当中儿童常见的疾病之一。当呼吸道黏膜有炎症及受到异物、分泌物或过敏性因素等刺激时，即反射性地引起咳嗽。外寒入侵引起的急性咳嗽，若不及时治疗，有可能会转为长期咳嗽，病症加重，并可能引发哮喘。

刮痧穴位

廉泉：人体的颈部，当前正中线上，结喉上方，舌骨上缘凹陷处。

天突：颈部，当前正中线上胸骨上窝中央。

紫宫：胸部，当前正中线上，平第2肋间。

玉堂：胸部，当前正中线上，平第3肋间。

膻中：胸部，当前正中线上，平第4肋间，两乳头连线的中点。

璇玑：胸部，当前正中线上，天突穴下1寸。

华盖：胸部，当前正中线上，平第1肋间。

肺俞：背部，当第3胸椎棘突下，旁开1.5寸。

中府：胸前壁的外上方，云门穴下1寸，前正中线旁开6寸，平第1肋间隙处。

人迎：颈部，结喉旁，当胸锁乳突肌的前缘，颈总动脉搏动处。

合谷：第1、第2掌骨之间，约当第2掌骨之中点。

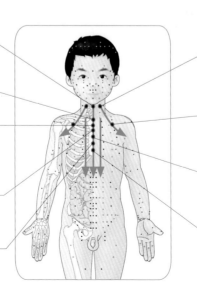

廉泉：人体的颈部，当前正中线上，结喉上方，舌骨上缘凹陷处

天突：颈部，当前正中线上胸骨上窝中央

璇玑：胸部，当前正中线上，天突穴下1寸

华盖：胸部，当前正中线上，平第1肋间

玉堂：胸部，当前正中线上，平第3肋间

人迎：颈部，结喉旁，当胸锁乳突肌的前缘，颈总动脉搏动处

中府：胸前壁的外上方，云门穴下1寸，前正中线旁开6寸，平第1肋间隙处

紫宫：胸部，当前正中线上，平第2肋间

膻中：胸部，当前正中线上，平第4肋间，两乳头连线的中点

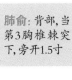

肺俞：背部，当第3胸椎棘突下，旁开1.5寸

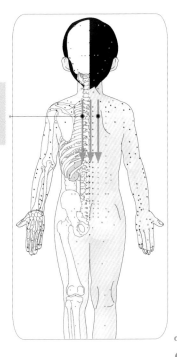

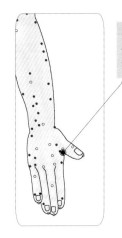

合谷：第1、第2掌骨之间，约当第2掌骨之中点

父母刮痧

时间	运板	次数
20～30分钟	面刮法 角刮法	20～30次

刮痧顺序

第一步，用面刮法刮拭颈部廉泉穴、天突穴、人迎穴；

第二步，用面刮法，前胸由天突穴至膻中穴由上而下刮拭胸部各穴；

第三步，用面刮法从上而下刮拭脊椎肺俞穴；

第四步，用角刮法刮拭合谷穴。

食疗偏方

1. 葱白粥：大米50克，生姜5片，连须葱白5段，米醋5毫升。加水适量煮粥，趁热饮用。适用于风寒咳嗽的患儿。

2. 山药粥：把山药去皮，切成小块放入食品粉碎机内，再加半碗水，将山药加工成稀糊状。然后倒入锅中，放火上烧，同时要不停地搅动，烧开即可，空腹食用。

3. 金银花薄荷蜜糖水：金银花25克，薄荷5克，蜜糖少量。先煎银花，取汁约2小碗，药成前，下薄荷煎约3分钟，贮瓶内，分次与蜜糖冲匀饮用。适用于风热咳嗽的患儿。

05 腹泻

腹泻是指大便增多、稀薄，甚至泻出如水的一种疾病，发病原因主要是饮食不当、脾胃不和等，主要症状为腹泻和呕吐，严重的患儿可能会有脱水和电解质紊乱。根据病因分为感染性和非感染性两种。发病年龄多在2岁以下，1岁以内者约为半数，夏秋季发病率最高，是我国儿童重点防治的四种疾病之一。

刮痧穴位

身柱：背部，当后正中线上，第3胸椎棘突下凹陷中。
大肠俞：腰部，当第4腰椎棘突下，旁开1.5寸。
天枢：腹中部，平脐中，距脐中2寸处。
足三里：犊鼻穴下3寸，距胫骨前嵴1横指，当胫骨前肌上。

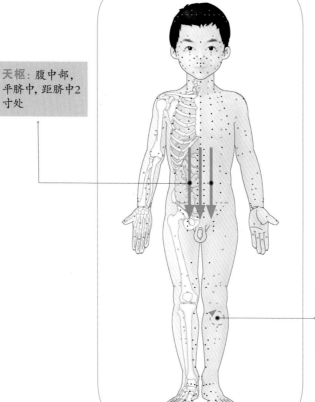

天枢：腹中部，平脐中，距脐中2寸处

足三里：犊鼻穴下3寸，距胫骨前嵴1横指，当胫骨前肌上

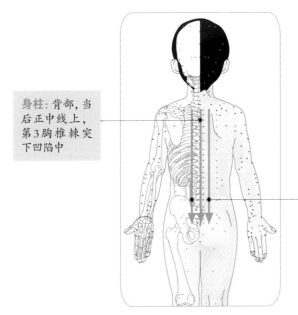

身柱：背部，当后正中线上，第3胸椎棘突下凹陷中

大肠俞：腰部，当第4腰椎棘突下，旁开1.5寸

父母刮痧

时间	运板	次数
10 ~ 15 分钟	面刮法 平面按揉法	20 ~ 30 次

刮痧顺序

第一步，用面刮法刮拭脊背部的身柱穴；

第二步，用面刮法刮拭腰部的大肠俞穴，用同样方法刮拭腹部的天枢穴；

第三步，用平面按揉法刮拭小腿前外侧的足三里穴。

食疗偏方

1. 芹菜汤：选用5根芹菜，连根洗净，切成2 ~ 3厘米长，倒入500毫升水，熬煮至水变成一半为止，然后用纱布挤出芹菜汁喝。

2. 焦米汤：将米粉或奶膏研磨成粉，炒至焦黄，再加水和适量的糖，煮沸成稀糊状即可。焦米汤易于消化，它的碳化结构还有较好的吸附止泻作用，是婴儿腹泻的首选食品。

3. 干莲子20克研成粉末，加米汤200毫升，煮至150毫升，加少许白糖，每日服3次，每次50毫升。适于半岁以内小儿腹泻。

06 小儿流涎

中医认为"皮之液为涎"，流涎是指因唾液分泌过多或不能下咽引起的口涎外流的现象。小儿流涎多是由于口腔炎症、面神经麻痹、脑炎后遗症及呆小病、消化不良等引起，主要表现为口中经常流涎，浸渍两颊及胸前，且口角周围发生粟米红疹及糜烂等，一般 2~6 岁体虚的患儿发病率较高。

刮痧穴位

脾俞：背部，第 11 胸椎棘突下，旁开 1.5 寸。

上脘：在上腹部，前正中线上，当脐中上 5 寸。

中脘：在上腹部，前正中线上，当脐中上 4 寸。

合谷：手背第 1、第 2 掌骨间，第 2 掌骨桡侧的中点处。

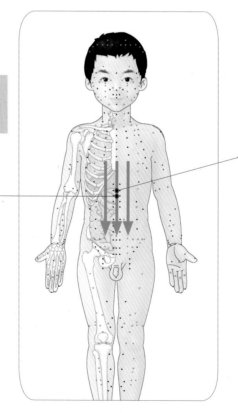

中脘：在上腹部，前正中线上，当脐中上4寸

上脘：在上腹部，前正中线上，当脐中上5寸

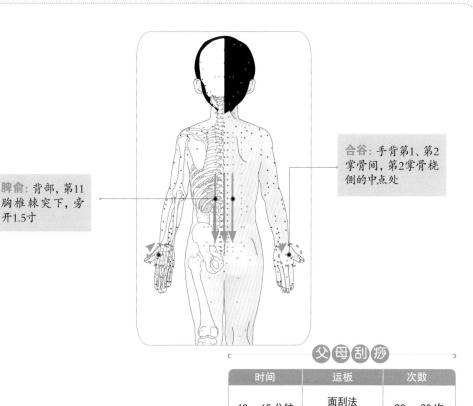

合谷:手背第1、第2掌骨间,第2掌骨桡侧的中点处

脾俞:背部,第11胸椎棘突下,旁开1.5寸

父母刮痧

时间	运板	次数
10 ~ 15分钟	面刮法 平面按揉法	20 ~ 30次

刮痧顺序

第一步,用面刮法刮拭脊背部的脾俞穴;

第二步,用面刮法刮拭腹部的上脘穴、中脘穴;

第三步,用平面按揉法刮拭第1、第2掌骨之间的合谷穴。

食疗偏方

1. 米仁粥:米仁100克,生山楂20克(鲜者为佳),水650毫升。文火煮1小时,浓缩汤汁分3次服食(每日),空腹服,连服7日。

2. 太子参、茯苓各10克,白术、生甘草、广术香、砂仁、藿香、吴茱萸、生姜各6克,黄莲3克,大枣2枚。每日煎服1剂分2次服下。本方适合脾胃气虚的患儿。

07 小儿吐乳

吐乳，即吐奶，是婴儿较为常见的现象。婴儿之所以容易吐奶是因为胃部和喉部还没有发育成熟。胃容量较小、食管较松弛、胃呈水平位、贲门括约肌发育较差、神经调节功能和蛋白分解酶的功能较差等生理特点都是引起婴儿易呕吐的原因。日常生活中父母应注意喂奶时不宜太急、太快，喂食后不宜摇晃小儿。

刮痧穴位

身柱：背部，当后正中线上，第3胸椎棘突下凹陷中。
上脘：背部，当后正中线上，当脐中上5寸。
内关：前臂正中，腕横纹上2寸，在桡侧屈腕肌肌腱同掌长肌肌腱之间。
足三里：犊鼻穴下3寸，距胫骨前嵴1横指，当胫骨前肌上。

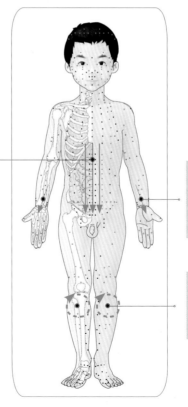

上脘：背部，当后正中线上，当脐中上5寸

内关：前臂正中，腕横纹上2寸，在桡侧屈腕肌肌腱同掌长肌肌腱之间

足三里：犊鼻穴下3寸，距胫骨前嵴1横指，当胫骨前肌上

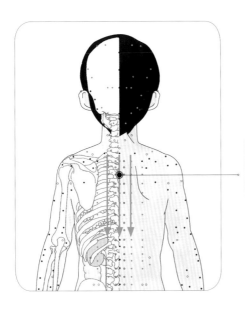

身柱：背部,当后正中线上,第3胸椎棘突下凹陷中

父母刮痧

时间	运板	次数
10 ~ 15 分钟	面刮法 平面按揉法	20 ~ 30 次

刮痧顺序

第一步,用面刮法刮拭脊背部的身柱穴;

第二步,用面刮法刮拭腹部的上脘穴;

第三步,用面刮法刮拭手臂阴面的内关穴;

第四步,用平面按揉法刮拭小腿正前方的足三里穴。

食疗偏方

1. 老生姜 1 节,丁香 1 粒。把生姜挖 1 孔,放入丁香,用细火煎服。

2. 老生姜 36 克,陈米适量。将老生姜煨熟去皮研烂,同陈米共煮粥,缓缓与服。

3. 鲜土豆 100 克,生姜 9 克,鲜橘汁 30 毫升,佛手 15 克。将土豆、生姜、佛手榨汁,兑入鲜橘汁调匀。烫温服用。日服 1 次。

08 小儿消化不良

小儿消化不良不良是由非感染性及饮食因素引起的胃肠疾患，主要表现为大便每日5～6次，呈蛋花样或水样，黄色或黄绿色，有白色小块，酸臭，患者不思乳食，腹满胀痛，会有低热、溢奶等现象发生。要让小儿养成良好的进食习惯，不宜过饱，按时就餐，多吃蔬菜、水果，可以调节小儿的消化功能。

刮痧穴位

中脘：在上腹部，前正中线上，当脐中上4寸。

天枢：腹中部，平脐中，距脐中2寸处。

足三里：犊鼻穴下3寸，距胫骨前嵴1横指，当胫骨前肌上。

脾俞：背部，当第11胸椎棘突下，旁开1.5寸。

胃俞：背部，第12胸椎棘突下，旁开1.5寸。

三阴交：小腿内侧，足内踝尖上3寸，胫骨内侧缘后方。

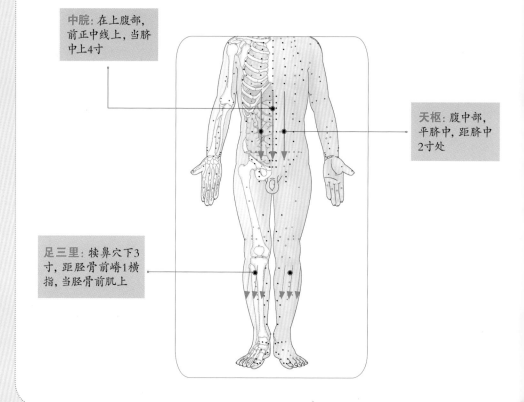

中脘：在上腹部，前正中线上，当脐中上4寸

天枢：腹中部，平脐中，距脐中2寸处

足三里：犊鼻穴下3寸，距胫骨前嵴1横指，当胫骨前肌上

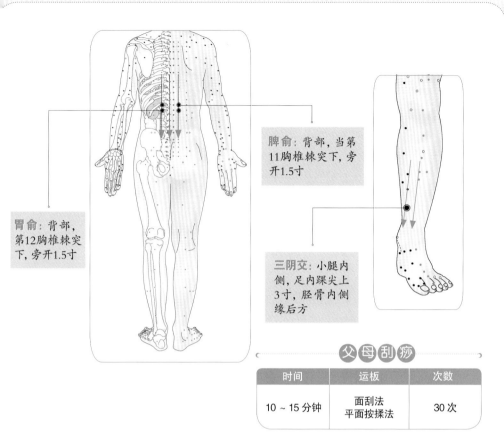

脾俞：背部，当第11胸椎棘突下，旁开1.5寸

胃俞：背部，第12胸椎棘突下，旁开1.5寸

三阴交：小腿内侧，足内踝尖上3寸，胫骨内侧缘后方

父母刮痧

时间	运板	次数
10 ~ 15 分钟	面刮法 平面按揉法	30 次

刮痧顺序

第一步，用面刮法刮拭腹部中脘穴、天枢穴，用同样方法刮拭背部脾俞穴、胃俞穴；

第二步，用平面按揉法或面刮法刮拭小腿前外侧足三里穴；

第三步，用平面按揉法或面刮法刮拭小腿内侧三阴交穴。

食疗偏方

1. 山楂粥：山楂 20 克，粳米 100 克，白糖 10 克。先将山楂入砂锅煎煮，去渣取浓汁，然后加入粳米、白糖、水适量煮粥。佐食或当点心食用，不宜空腹食，7 天为一疗程。

2. 红萝卜煎水：红萝卜以水煎，加红糖或茶叶同煎，治婴儿单纯性消化不良。

3. 白萝卜 250 克，酸梅 3 枚，食盐适量。将萝卜洗净切成薄片，与酸梅同放入铝锅内，加清水三碗，置文火上煎煮，待清水只剩一碗时，加食盐少许调味即成。服用时去渣饮汁。

09 支气管肺炎

支气管肺炎是小儿常患的肺炎的一种，引起儿童肺炎的原因多为病毒、细菌及病原体。小孩一旦感冒，就应该赶快治疗，并对孩子细心观察，预防出现支气管肺炎。小儿肺炎多为急症，常表现为发热、咳嗽、睡眠不安、腹泻、恶心呕吐等症状。刮痧疗法在小儿支气管肺炎方面的疗效显著，父母可以通过刮痧法为孩子治疗，免去西药打针之苦。

刮痧穴位

身柱：位于背部，当后正中线上，第3胸椎棘突下凹陷中。

肺俞：背部，第3胸椎棘突下，旁开1.5寸。

肩井：肩上，前直乳中，大椎与肩峰端连线的中点。

膻中：胸部，当前正中线上，平第四肋间，两乳头连线的中点。

曲池：屈肘成直角，在肘横纹外侧端与肱骨外上髁连线中点处。

手三里：在前臂背面桡侧，阳溪与曲池连线上，肘横纹下2寸处。

孔最：手臂前伸手掌向上，从肘横纹（尺泽穴）直下5寸处。

太渊：手掌心朝上，腕横纹的桡侧，大拇指立起时，有大筋竖起，筋内侧凹陷处。

丰隆：在小腿前外侧，当外踝尖上8寸，条口外，距胫骨前缘2横指。

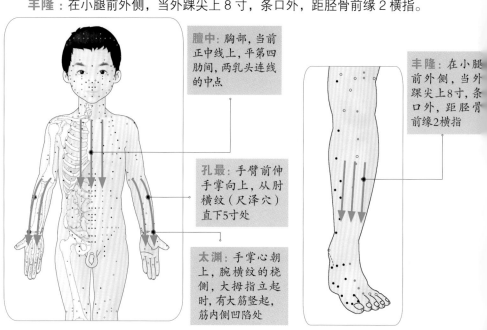

膻中：胸部，当前正中线上，平第四肋间，两乳头连线的中点

丰隆：在小腿前外侧，当外踝尖上8寸，条口外，距胫骨前缘2横指

孔最：手臂前伸手掌向上，从肘横纹（尺泽穴）直下5寸处

太渊：手掌心朝上，腕横纹的桡侧，大拇指立起时，有大筋竖起，筋内侧凹陷处

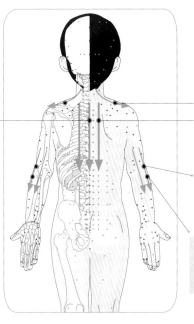

身柱：位于背部，当后正中线上，第3胸椎棘突下四陷中

肩井：肩上，前直乳中，大椎与肩峰端连线的中点

肺俞：背部，第3胸椎棘突下，旁开1.5寸

曲池：屈肘成直角，在肘横纹外侧端与肱骨外上髁连线中点处

手三里：在前臂背面桡侧，阳溪与曲池连线上，肘横纹下2寸处

父母刮痧

时间	运板	次数
10 ~ 20分钟	面刮法 疏理经气法	20 ~ 30次

刮痧顺序

　　第一步，用面刮法刮拭身柱穴、肺俞穴；

　　第二步，用面刮法从内向外刮拭肩上肩井穴；

　　第三步，用面刮法从上往下刮拭前胸任脉膻中穴；

　　第四步，用疏理经气法从上往下刮拭小手臂阳面曲池穴、手三里穴，用同样方法刮拭小手臂阴面孔最穴、太渊穴；

　　第五步，用面刮法刮拭小腿下方丰隆穴。

食疗偏方

　　1. 葱白粥：葱白3条，大米30克，生姜3片。将以上材料加适量水，一起煮粥，趁热给孩子食用。

　　2. 杏仁粥：杏仁10克，去皮尖，加水研磨，过滤取汁；大米30克。将以上材料加水适量，一起煮粥，给孩子服用。

10 扁桃体炎

小儿扁桃体炎是一种儿童多发病、常见病，是由风热外侵，肺经有热及邪热传里，肺胃热盛搏结于喉而致。主要症状为喉核红肿疼痛，表面或有黄白色脓样分泌物，多发生于春秋两季。孩子若是受凉、潮湿、过度劳累、有害气体刺激以及上呼吸道有慢性病灶存在等，就容易引起扁桃体炎，家长要特别注意。

刮痧穴位

天柱：在项部大筋（斜方肌）外缘之后发际凹陷中，当后发际正中旁开 1.3 寸。

肾俞：腰部，第 2 腰椎棘突下，旁开 1.5 寸。

天突：在颈部，当前正中线上胸骨上窝中央。

孔最：手臂前伸手掌向上，从肘横纹（尺泽穴）直对腕横纹脉搏跳动处（太渊穴）下行 5 寸处。

合谷：手背第 1、第 2 掌骨间，第 2 掌骨桡侧的中点处。

太溪：在足内侧，内踝后方，当内踝尖与跟腱之间的凹陷处。

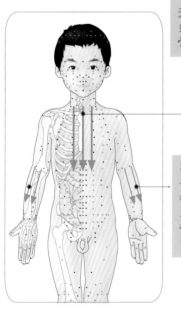

天突：在颈部，当前正中线上胸骨上窝中央

孔最：手臂前伸手掌向上，从肘横纹（尺泽穴）直对腕横纹脉搏跳动处（太渊穴）下行5寸处

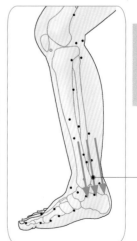

太溪：在足内侧，内踝后方，当内踝尖与跟腱之间的凹陷处

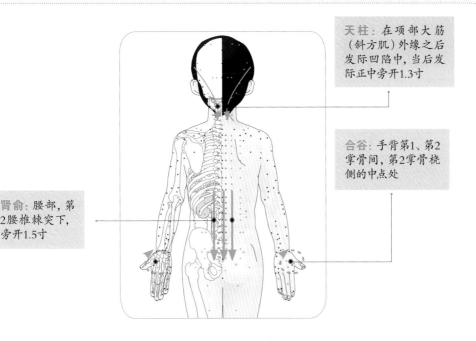

天柱：在项部大筋（斜方肌）外缘之后发际凹陷中，当后发际正中旁开1.3寸

合谷：手背第1、第2掌骨间，第2掌骨桡侧的中点处

肾俞：腰部，第2腰椎棘突下，旁开1.5寸

父母刮痧

时间	运板	次数
10 ~ 20 分钟	角刮法 面刮法	20 ~ 30 次

刮痧顺序

第一步，用角刮法刮拭后颈部的天柱穴；

第二步，用面刮法刮拭腰部的肾俞穴一带和颈部的天突穴一带；

第三步，用面刮法刮拭小手臂的孔最穴，用平面按揉法刮拭合谷穴；

第四步，用角刮法刮拭太溪穴一带。

食疗偏方

1. 无花果冰糖饮：无花果 60 克，入锅浓煎，加入适量白糖调味，每日 1 剂，早晚各 1 服，坚持 3 ~ 7 天即可。

2. 乌梅肉、生甘草、沙参、麦冬、桔梗、玄参各等份。将前药捣碎混匀，每次取 20 克放入保温杯中，以沸水冲泡，盖压温浸 1 小时，代茶饮，每日 3 次。

3. 天门冬 15~20 克，粳米 50~100 克，冰糖少许。先煎天门冬取浓汁，去渣，再入粳米煮粥，沸后加入冰糖适量，再煮成粥。本方适用于小儿慢性扁桃体炎。

11 新生儿黄疸

新生儿黄疸是指新生儿时期皮肤、黏膜及巩膜出现黄色的一种体征。发病原因较多，从中医角度来说主要分为湿热胎黄、寒湿胎黄、瘀血胎黄、胎黄动风四种类型，以目黄、身黄、小便黄为主要表现。轻度患儿将在出生 2~3 天后发黄，10 天左右可自行消退，重者将会反复发作，应该尽快加以治疗。

刮痧穴位

至阳：在背部，当后正中线上，第 7 胸椎棘突下凹陷中。

胆俞：在背部，当第 10 胸椎棘突下，旁开 1.5 寸。

中脘：在上腹部，前正中线上，当脐中上 4 寸。

郄门：在前臂掌侧，当曲泽穴与大陵穴的连线上，腕横纹上 5 寸。

劳宫：当第 2、第 3 掌骨之间偏于第 3 掌骨，中指所对应的掌心的位置即是。

后溪：在手掌尺侧，微握拳，当小指本节（第 5 指掌关节）后的远侧掌横纹头赤白肉际。

足三里：犊鼻穴下 3 寸，距胫骨前嵴 1 横指，当胫骨前肌上。

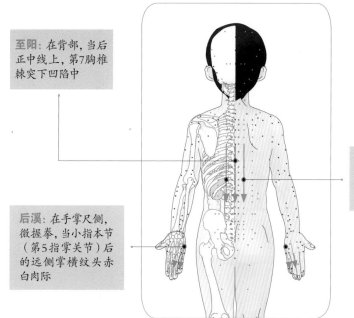

至阳：在背部，当后正中线上，第7胸椎棘突下凹陷中

胆俞：在背部，当第10胸椎棘突下，旁开1.5寸

后溪：在手掌尺侧，微握拳，当小指本节（第5指掌关节）后的远侧掌横纹头赤白肉际

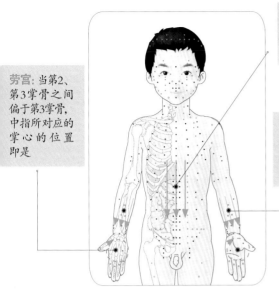

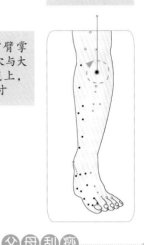

劳宫：当第2、第3掌骨之间偏于第3掌骨，中指所对应的掌心的位置即是

中脘：在上腹部，前正中线上，当脐中上4寸

足三里：犊鼻穴下3寸，距胫骨前嵴1横指，当胫骨前肌上

郄门：在前臂掌侧，当曲泽穴与大陵穴的连线上，腕横纹上5寸

父母刮痧

时间	运板	次数
10~15分钟	面刮法 平面按揉法	20~30次

刮痧顺序

第一步，用面刮法刮拭脊椎的至阳穴、胆俞穴，用同样的方法刮拭腹部的中脘穴；

第二步，用面刮法刮拭前臂的郄门穴和手掌部的后溪穴，用平面按揉法刮拭劳宫穴；

第三步，用平面按揉法刮拭小腿前外侧的足三里穴。

食疗偏方

1. 干姜红糖茶：干姜2克，切成细薄片，加入滚开水冲泡，闷数分钟后加红糖10克，去渣代茶饮。每日1剂，10天为一疗程。

2. 玉米芯茶：玉米芯20克，茶叶3克，红糖10克。共煎水，代茶饮，每日1剂，10天为一疗程。

3. 茵陈蒿9克，栀子5克，大黄5克，黄柏5克，郁金5克，砂仁（后下）3克，滑石12克，薏苡仁10克，青皮6克，炒山楂、炒麦芽、炒神曲各10克。水煎服，每日1剂，早晚2次分服。

12 小儿惊风

小儿惊风又称为"小儿惊厥",是一种小儿常见病,对年龄越小的孩子危害越大。主要症状表现为发病时四肢抽搐,伴高热、神昏。发病急骤的叫"急惊风",可见于脑炎及其他传染性或感染性疾病。手足徐动,发病缓慢,不伴高热神昏的叫"慢惊风",见于缺钙、脱水、营养不良等。凡抽搐且病因已明确诊断者,及大脑发育不全、脑性瘫痪皆可照此刮痧治疗。

刮痧穴位

百会:在头部,当前发际正中直上5寸,或两耳尖连线中点处。

曲池:屈肘成直角,在肘横纹外侧端与肱骨外上髁连线中点处。

曲泽:在肘横纹中,当肱二头肌腱的尺侧缘。

阳陵泉:人体的膝盖斜下方,小腿外侧之腓骨小头稍前凹陷中。

光明:在小腿外侧,当外踝尖上5寸,腓骨前缘。

太冲:人体脚背部第1、第2跖骨结合部之前凹陷处。

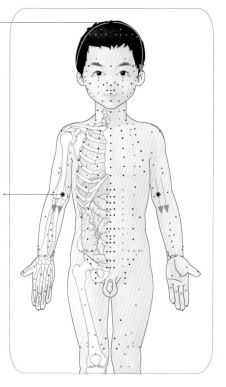

百会:在头部,当前发际正中直上5寸,或两耳尖连线中点处

曲泽:在肘横纹中,当肱二头肌腱的尺侧缘

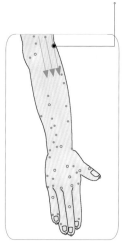

曲池:屈肘成直角,在肘横纹外侧端与肱骨外上髁连线中点处

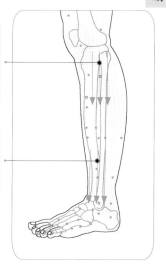

太冲: 人体脚背部第1、第2跖骨结合部之前凹陷处

阳陵泉: 人体的膝盖斜下方, 小腿外侧之腓骨小头稍前凹陷中

光明: 在小腿外侧, 当外踝尖上5寸, 腓骨前缘

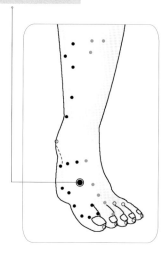

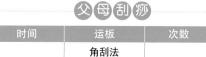
父母刮痧

时间	运板	次数
10～15分钟	角刮法 面刮法 垂直按揉法	20～30次

刮痧顺序

第一步, 用角刮法刮拭头顶部的百会穴;

第二步, 用面刮法刮拭手臂屈肘处的曲池穴和手臂阴面的曲泽穴;

第三步, 用面刮法刮拭小腿外侧的阳陵泉穴和光明穴;

第四步, 用垂直按揉法刮拭足部太冲穴。

食疗偏方

1. 竹叶粳米粥: 淡竹叶30克, 粳米50克, 冰糖适量。先将竹叶加水煎汤取汁, 加入粳米煮成粥, 拌入冰糖调味食用。每天2次, 早晚食用, 连食1周。

2. 蝉蜕5克, 僵蚕、白糖各10克。先将蝉蜕、僵蚕煎水, 取滤液, 加入白糖, 于抽搐间隙时灌服, 1日数次, 重者可1日服2剂。

3. 薄荷、连翘、山栀、黄芩、大黄、钩藤、石决明、全蝎、龙齿各5克, 蜂蚕若干。水煎后分为2~3次服用。

13 小儿佝偻病

小儿佝偻病主要是由患儿先天营养不足、后天营养缺乏、脾肾两虚所致，对于早产儿和营养不良的患儿来说发病率尤为高，主要症状表现为患儿易被激怒、多汗、夜惊，体征上的变化为露骨软化，方颅、鸡胸以及四肢脊柱的变形。

刮痧穴位

身柱：背部，当后正中线上，第3胸椎棘突下凹陷中。

大杼：背部，当第1胸椎棘突下，旁开1.5寸。

肾俞：腰部，当第2腰椎棘突下，旁开1.5寸。

上巨虚：在小腿前外侧，当犊鼻下6寸，距胫骨前缘1横指。

悬钟：在小腿外侧，当外踝尖上3寸，腓骨前缘。

中脘：在上腹部，前正中线上，当脐中上4寸。

足三里：犊鼻穴下3寸，距胫骨前嵴1横指，当胫骨前肌上。

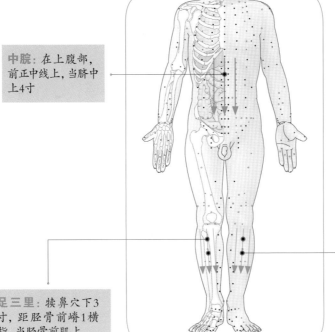

中脘：在上腹部，前正中线上，当脐中上4寸

上巨虚：在小腿前外侧，当犊鼻下6寸，距胫骨前缘一横指

足三里：犊鼻穴下3寸，距胫骨前嵴1横指，当胫骨前肌上

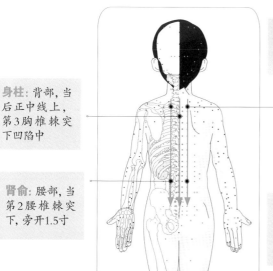

大杼：背部，当第1胸椎棘突下，旁开1.5寸

身柱：背部，当后正中线上，第3胸椎棘突下凹陷中

肾俞：腰部，当第2腰椎棘突下，旁开1.5寸

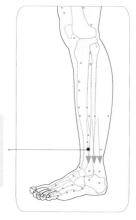

悬钟：在小腿外侧，当外踝尖上3寸，腓骨前缘

父母刮痧

时间	运板	次数
10 ～ 15 分钟	平面按揉法 面刮法	20 ～ 30 次

刮痧顺序

第一步，用面刮法从上至下分段刮拭脊背部身柱穴、大杼穴，用同样方法刮拭腰部肾俞穴；

第二步，用面刮法刮拭腹部的中脘穴；

第三步，用面刮法或平面按揉法刮拭小腿前外侧的足三里穴、上巨虚穴；

第四步，用面刮法刮拭小腿外侧的悬钟穴。

食疗偏方

1. 虾皮 25 克，豆腐 50 克，盐少许。虾皮洗净，豆腐沸水烫过捞出切小块。虾皮入锅，加水半碗煮沸，再将豆腐块入锅，共煮沸 10 分钟即可。每日 1 剂，可连服数天。

2. 蛋壳粥：鸡蛋壳 30 ～ 50 克，梗米、谷芽、麦芽各 10 克，白糖少许。将鸡蛋壳洗净，研成极细粉末；梗米、谷芽、麦芽淘洗净入锅，加水适量。先旺火煮沸，后小火熬煮，粥将熟时放入蛋壳粉、白糖适量，再煮 3 ～ 5 分钟即可。每日分 2 ～ 3 次服用。

14 儿童虚弱体质

儿童的虚弱体质并没有明确的定义。一般来说，孩子易患感冒，不易痊愈，平时没有精神，容易倦怠，冬天怕冷，夏天易腹泻、食量小，发育不良，对环境变化的反应比较敏感，这些都是体质虚弱的患儿的特点。

刮痧穴位

身柱：背部，当后正中线上，第 3 胸椎棘突下凹陷中。

肝俞：背部，第 9 胸椎棘突下，旁开 1.5 寸，左右各两穴。

脾俞：背部，第 11 胸椎棘突下，旁开 1.5 寸，左右各两穴。

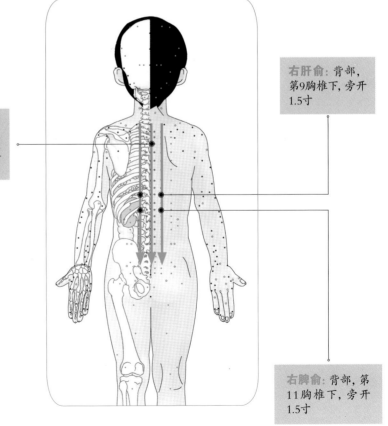

身柱：背部，当后正中线上，第3胸椎棘突下凹陷中

右肝俞：背部，第9胸椎下，旁开1.5寸

右脾俞：背部，第11胸椎下，旁开1.5寸

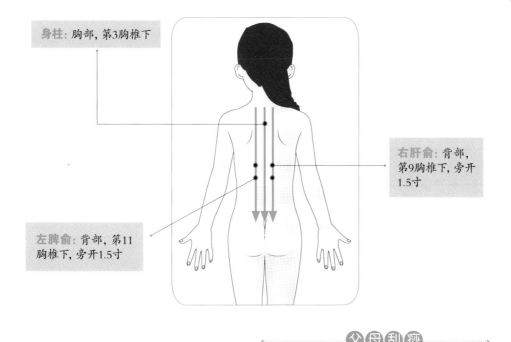

身柱：胸部，第3胸椎下

右肝俞：背部，第9胸椎下，旁开1.5寸

左脾俞：背部，第11胸椎下，旁开1.5寸

父母刮痧

时间	运板	次数
10 ~ 15分钟	面刮法	20 ~ 30次

刮痧顺序

男孩，用面刮法刮拭脊椎部的身柱穴、右肝俞穴、右脾俞穴；
女孩，用面刮法刮拭脊椎部的身柱穴、右肝俞穴、左脾俞穴。

食疗偏方

1. 百合25克，枸杞10克，猪肉碎、米各适量。做法：先将米煮成粥，然后放入百合、枸杞、猪肉碎丁一起煮至熟为止。

2. 西洋参或党参9克，白术10克，防风5克。将西洋参或党参、白术、防风用水煮开后，取汁水当茶喝。

3. 葱白(葱的根部)5段，生姜7片，粳米适量。先将粳米煮成粥，同时将葱白放入粥中，将熟时放入生姜煮5 ~ 10分钟后即可。

15 小儿夜啼

小儿厌食主要是因为饮食不当、家长喂养不当，让孩子养成了偏食的坏习惯，损伤了脾胃，或者食物过于油腻，使得小儿消化不了、积滞内停，郁久化热导致湿热内蕴或大病之后脾胃气虚、脾虚失运，胃不思纳。孩子的症状主要表现为食欲不振而不欲纳食。

刮痧穴位

四缝：第 2 – 5 指掌面，第 1、2 节横纹中央。

足三里：外膝眼下 3 寸，距胫骨前嵴 1 横指，当胫骨前肌上。

公孙：在足内侧缘，当第一跖骨基底部的前下方。

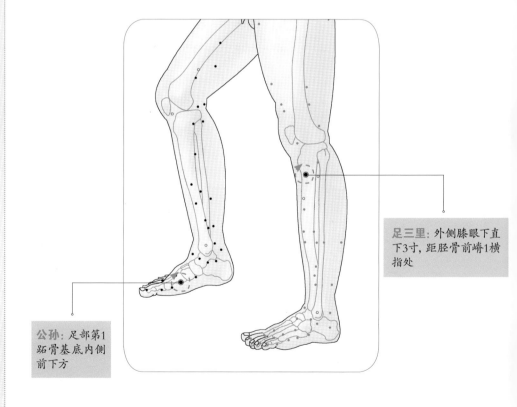

足三里：外侧膝眼下直下3寸，距胫骨前嵴1横指处

公孙：足部第1跖骨基底内侧前下方

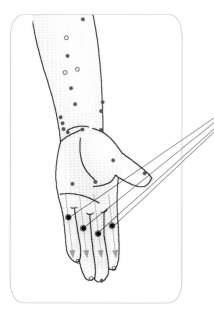

四缝：两手2～5指的掌面，指间关节横纹之中点处，每侧4穴

父母刮痧

时间	运板	次数
10～15分钟	面刮法 平面按揉法	20～30次

刮痧顺序

第一步，用垂直按揉法刮拭双手的四缝穴；

第二步，用平面按揉法刮拭小腿阳面的足三里穴和足背上的公孙穴。

食疗偏方

1. 梨汁：鲜梨3个、粳米100克，将梨洗净，连皮切碎，加水适量，用文火煎煮30分钟，捞出梨块，加入淘洗干净的粳米，煮成粥食用。梨也可不去核，但要去籽，因为梨核营养和治疗功效也很强。

2. 西红柿汁：西红柿数个。将新鲜西红柿洗净，入沸水中泡5分钟，取出剥去皮，包在干净的纱布内用力绞挤，滤出汁液，即可食用。此汁不宜放糖。

3. 红枣枸杞橘皮汁：将红枣和枸杞放入锅内，加水用大火煮一会儿后，用微火继续煮到汤味较浓为止。熬煮红枣和枸杞的水变凉后，把橘皮切成丝，以0.5公分的长度切断放进汤里一起喝。

第四章 呼吸系统疾病

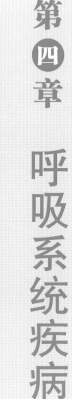

呼吸系统是执行机体和外界气体交换的器官的总称。呼吸系统的功能主要是与外界进行气体交换，呼出二氧化碳，吸进新鲜氧气，完成气体吐故纳新。呼吸系统包括呼吸道（鼻腔、咽、喉、气管、支气管）和肺。

儿童常见的呼吸系统疾病：鼻炎（鼻窦炎）、百日咳、流行性腮腺炎、扁桃体炎、支气管炎。

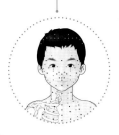

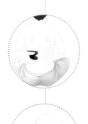

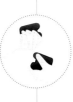
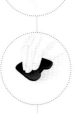

本章看点

- 鼻炎（鼻窦炎）
- 支气管炎
- 咽喉炎
- 流行性腮腺炎
- 百日咳

01 鼻炎（鼻窦炎）

鼻炎是儿童经常遇到的病症。由于儿童鼻窦口相对较大，自身抵抗力弱，故而一旦遇上感冒、扁桃体发炎等症状，很容易引发鼻炎。一旦孩子感冒，父母就要积极给孩子治疗，若是感冒持续一周以上，浓鼻涕不见减少，就应考虑到鼻窦炎，可以给孩子采用刮痧的方式治疗。

刮痧穴位

上星：头部，当前发际正中直上 1 寸。

迎香：在鼻翼外缘中点旁，鼻唇沟中间。

曲池：屈肘成直角，在肘横纹外侧端与肱骨外上髁连线中点处。

手三里：在前臂背面桡侧，阳溪穴与曲池穴连线上，肘横纹下 2 寸处。

合谷：手背第 1、第 2 掌骨间，第 2 掌骨桡侧的中点处。

风池：位于后颈部，后头骨下，两条大筋外缘陷窝中，与耳垂齐平。

风门：背部，当第 2 胸椎棘突下，旁开 1.5 寸。

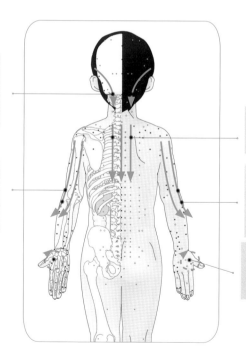

风池：位于后颈部，后头骨下，两条大筋外缘陷窝中，与耳垂齐平

曲池：屈肘成直角，在肘横纹外侧端与肱骨外上髁连线中点处

风门：背部，当第2胸椎棘突下，旁开1.5寸

手三里：在前臂背面桡侧，阳溪穴与曲池穴连线上，肘横纹下2寸处

合谷：手背第1、第2掌骨间，第2掌骨桡侧的中点处

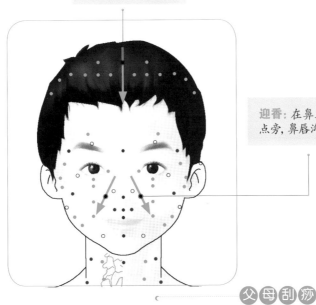

上星：头部，当前发际正中直上1寸

迎香：在鼻翼外缘中点旁，鼻唇沟中间

父母刮痧

时间	运板	次数
10～20分钟	角刮法 面刮法 疏理经气法	20～30次

刮痧顺序

第一步，用角刮法刮拭前额部上星穴；

第二步，用角刮法刮拭鼻翼外两旁迎香穴；

第三步，用面刮法刮拭后脑发际风池穴，用同样方法刮拭脊背部风门穴；

第四步，用疏理经气法从上往下刮拭手前臂阳面曲池穴、手三里穴，用平面按揉法刮拭合谷穴。

食疗偏方

1. 苍耳子 10 克，辛夷花 10 克，水煎服。

2. 红枣煲苍耳子：主要材料为红枣 8 枚、苍耳子 10 克。

3. 蜜蜂窝：直接入口食用即可。

02 支气管炎

支气管炎在小儿时期很常见，一年四季都可发病，在冬春季节的时候达到高峰。发病过程伴随鼻塞、流涕、咳嗽、发热等症状。大都继发于上呼吸道感染。在发病开始时，先有上呼吸道感染的症状，如鼻塞、流涕。在婴幼儿时期，有一种特殊类型的支气管炎，称喘息型支气管炎，多见于 2 岁以下虚胖小儿，往往有湿疹及过敏病史，若治疗不及时往往会发展成为支气管哮喘，家长应该特别注意。

刮痧穴位

风门：背部，第 2 胸椎棘突下，旁开 1.5 寸。

肺俞：背部，第 3 胸椎棘突下，旁开 1.5 寸。

尺泽：手在手臂内侧中央处有粗腱，粗腱的外侧即是该穴。

太渊：在腕掌侧横纹桡侧，桡动脉搏动处。

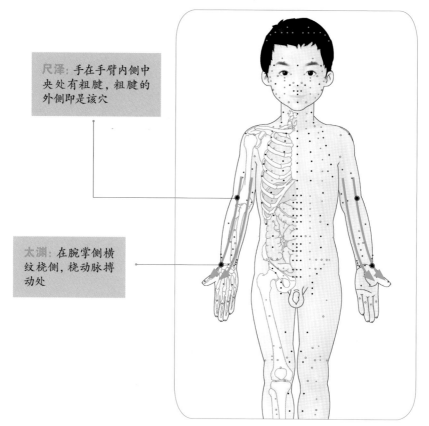

尺泽：手在手臂内侧中央处有粗腱，粗腱的外侧即是该穴

太渊：在腕掌侧横纹桡侧，桡动脉搏动处

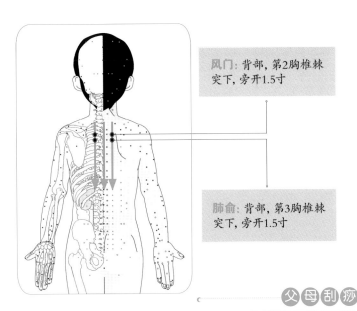

风门：背部，第2胸椎棘突下，旁开1.5寸

肺俞：背部，第3胸椎棘突下，旁开1.5寸

父母刮痧

时间	运板	次数
10～15分钟	面刮法	20～30次

刮痧顺序

第一步，用面刮法刮拭脊背部风门穴、肺俞穴；

第二步，用面刮法从上向下分别刮拭上肢的尺泽穴、太渊穴。

食疗偏方

1. 川贝梨：川贝母15克去心研粉，梨削皮去心切薄片，在碗内铺一层梨片撒一层川贝母粉，如此数层，以大火隔水蒸3个小时。每日2次，每次喝梨汁1匙、吃梨片1片，连续7～10天。

2. 木瓜腌黄糖：木瓜去籽后切成片，用黄糖腌制，每次吃1～2片木瓜，或者过一两个月出来木瓜汁之后，用温水泡着喝，效果也很好。

3. 生姜汁20毫升，梨汁、萝卜汁、茅根汁各50毫升，蜂蜜100毫升。每次服用适量，每天3次，连服数天。适用于小儿风热型支气管炎。

4. 生姜70克，海带根500克，红糖适量。煎熬20分钟，再加入适量红糖，浓缩成450毫升糖浆。每次服15毫升，每日3次。适用于小儿慢性支气管炎。

03 咽喉炎

咽喉炎是指咽喉部黏膜、黏膜下组织和淋巴组织病变所产生的感染。可分为急性咽喉炎和慢性咽喉炎，急性咽喉炎常见症状有：起病较急，初起时咽部干燥、灼热，继而出现咽痛，唾液增多，发热、头痛、食欲不振等症状；慢性咽喉炎常见症状有：张口可见咽喉部呈慢性充血，咽喉部可有各种不适感觉，如发痒、灼热、干燥、异物感等症状。

刮痧穴位

大杼：背部，当第 1 胸椎棘突下，旁开 1.5 寸。

风门：背部，第 2 胸椎棘突下，旁开 1.5 寸。

大椎：人体的颈部下端，第 7 颈椎棘突下凹陷处。

翳风：耳垂后面陷中。

人迎：颈部，喉结旁，当胸锁乳突肌的前缘，颈总动脉搏动处。

尺泽：在肘横纹中，肱二头肌腱桡侧凹陷处。

列缺：在前臂桡侧缘，桡骨茎突上方腕横纹上 1.5 寸，当肱桡肌与拇长展肌腱之间。

少商：拇指的桡侧，距离指甲角约 0.1 寸处。

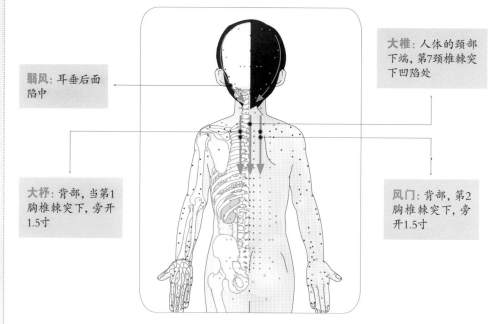

翳风：耳垂后面陷中

大椎：人体的颈部下端，第7颈椎棘突下凹陷处

大杼：背部，当第1胸椎棘突下，旁开1.5寸

风门：背部，第2胸椎棘突下，旁开1.5寸

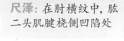
尺泽：在肘横纹中，肱二头肌腱桡侧凹陷处

列缺：在前臂桡侧缘，桡骨茎突上方腕横纹上1.5寸，当肱桡肌与拇长展肌腱之间

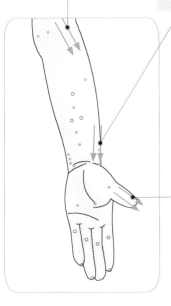

少商：拇指的桡侧，距离指甲角约0.1寸处

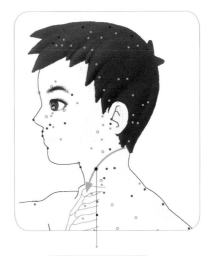

人迎：颈部，喉结旁，当胸锁乳突肌的前缘，颈总动脉搏动处

时间	运板	次数
10～15分钟	角刮法 面刮法	20～30次

刮痧顺序

第一步，用面刮法刮拭脊背部大椎穴、大杼穴和风门穴；

第二步，用单角刮法刮拭耳后翳风穴，用面刮法刮拭前颈部外侧的人迎穴；

第三步，用面刮法从上向下刮拭小手臂阴面的尺泽穴、列缺穴和少商穴。

食疗偏方

1. 橄榄20克，鲜萝卜100克，水煎服用。

2. 桑叶6克，荆芥6克，桔梗6克，菊花15克，金银花15克，大青叶10克，连翘10克，山豆根10克，马勃3克，蝉蜕3克。水煎服，每日1剂，日服3次。本方适用于急性咽喉炎的患儿。

3. 金银花、麦门冬各10克、胖大海3枚，开水冲泡代茶饮。本方适用于慢性咽喉炎的患儿。

04 流行性腮腺炎

流行性腮腺炎，俗称"痄腮""流腮"，是由腮腺炎病毒引起的一种急性呼吸道传染病。多见于 4 ～ 15 岁的儿童和青少年，其特征为腮腺的非化脓性肿胀疼痛。本病大多数发病急骤，有恶寒发热、头痛、恶心、咽痛、全身不适、食欲不振等症状，1 ～ 2 天后可见耳下一侧或两侧腮腺肿大，边缘不清，局部疼痛，咀嚼不便。

刮痧穴位

角孙：在头部，折耳廓向前，当耳尖直上入发际处。
翳风：在耳垂后方，当乳突与下颌角之间的凹陷处。
颊车：在面颊部，下颌角前上方约 1 横指（中指），当咬肌隆起，按之凹陷处。
手三里：在前臂背面桡侧，阳溪穴与曲池穴连线上，肘横纹下 2 寸处。

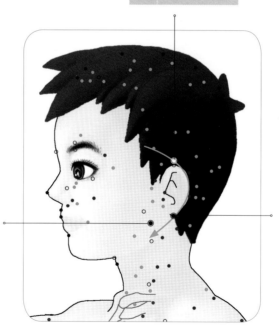

角孙：在头部，折耳廓向前，当耳尖直上入发际处

颊车：在面颊部，下颌角前上方约1横指（中指），当咬肌隆起，按之凹陷处

翳风：在耳垂后方，当乳突与下颌角之间的凹陷处

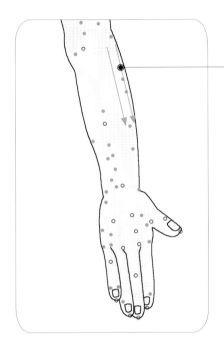

手三里：在前臂背面桡侧，阳溪穴与曲池穴连线上，肘横纹下2寸处

父母刮痧

时间	运板	次数
10 ~ 15 分钟	面刮法 角刮法 平面按揉法	20 ~ 30 次

刮痧顺序

第一步，用角刮法刮拭耳朵上方的角孙穴；

第二步，用角刮法刮拭耳朵下方的翳风穴，用平面按揉法刮拭颊车穴；

第三步，用面刮法从上到下刮拭小手臂阳面的手三里穴。

食疗偏方

1. 老丝瓜1条，切碎炒至微黄，研为细末。每次10克，以开水送服，每日3次，连服5日。

2. 绿豆60克，白菜心2个。水煮服汤，每日2次。

3. 赤豆用水浸软，捣烂，用水或醋或蜂蜜或鸡蛋清适量，调成膏状，外敷患处。

小儿百日咳

百日咳是小儿常见的一种呼吸道传染性疾病，是由百日咳杆菌所引起。以阵发性痉挛咳嗽，伴有鸡鸣样吸气声或吸气样吼声为其主要特征。病程长达 3 个月，发病初期有流鼻涕、打喷嚏、低热、轻微咳嗽等症状，数日后咳嗽加重，转变为阵咳或剧烈咳嗽，可持续 2~3 周，每次咳后伴有一次鸡鸣样吸气声。

刮痧穴位

身柱：背部，当后正中线上，第 3 胸椎棘突下凹陷中。
风门：背部，当第 2 胸椎棘突下，旁开 1.5 寸。
肺俞：背部，第 3 胸椎棘突下，旁开 1.5 寸。
尺泽：手在手臂内侧中央处有粗腱，粗腱的外侧即是该穴。

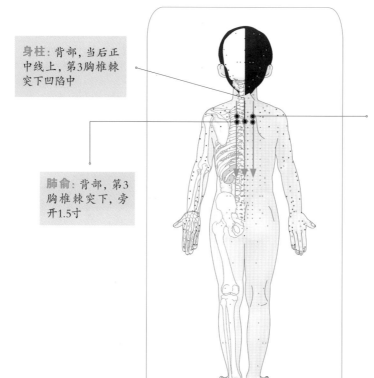

身柱：背部，当后正中线上，第3胸椎棘突下凹陷中

风门：背部，当第2胸椎棘突下，旁开1.5寸

肺俞：背部，第3胸椎棘突下，旁开1.5寸

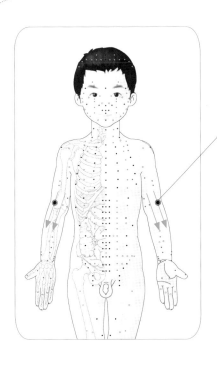

尺泽: 手在手臂内侧中央处有粗腱, 粗腱的外侧即是该穴

合谷: 第1、第2掌骨之间, 约当第2掌骨之中点

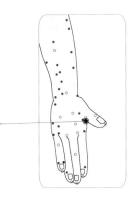

父母刮痧

时间	运板	次数
10～15分钟	面刮法	20～30次

刮痧顺序

第一步, 用角刮法刮拭尺泽穴。

第二步, 用角刮法刮拭合谷穴。

第三步, 用面刮法刮拭风门穴、肺俞穴、身柱穴。

食疗偏方

1 红枣胡萝卜汤: 选胡萝卜120克、红枣10个, 加入两杯半的水, 熬煮至水变成1/3为止, 然后趁热喝汁。

2. 马蹄甘蔗饮: 马蹄30克、甘蔗50克, 洗净绞碎榨汁, 加水适量。趁热喝汁。

3. 大蒜白糖饮: 大蒜15克, 白糖30克。大蒜捣烂, 加糖置杯中, 开水冲满浸泡5小时, 每天1剂, 分3次服, 连服4～5天。此配方适用于初咳期的患儿。

4. 冰糖蒸雪梨: 雪梨1只, 冰糖20克, 隔水蒸, 熟后吃梨饮汁, 每日1剂。

第五章 消化系统疾病

消化系统是由消化道和消化腺两大部分组成。消化道包括口腔、食管、胃、小肠（十二指肠、空肠、回肠）和大肠（盲肠、结肠、直肠、肛管）等部分。临床上常把口腔到十二指肠的这一段称上消化道，空肠以下的部分称下消化道。

儿童常见的消化系统疾病有：口疮、胃下垂、急性肠胃炎、小儿呕吐、小儿呃逆、食欲不振、小儿厌食症、腹痛、腹胀、阑尾炎、肠道蛔虫病、小儿疝气、痢疾、水泻、痔疮、脱肛。

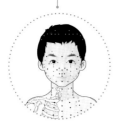

DI-WU ZHANG

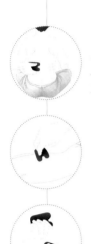

本章看点

口疮
小儿厌食
小儿呃逆
食欲不振
小儿呕吐
胃下垂
急性肠胃炎
腹痛
腹胀
小儿便秘
肠道蛔虫病
痢疾
痔疮
脱肛
水泄
阑尾炎

01 口疮

口疮是一种常见的小儿口腔疾病，是由于脾胃积热或心火上炎所致，亦有因虚火上浮而发者，主要症状为患儿口腔黏膜出现淡黄色或者灰白色小溃疡，且伴有发热、流涎、拒食、烦躁和口痛等症状，2～4岁儿童易受感染。

刮痧穴位

颊车：在面颊部，下颌角前上方约1横指（中指），当咀嚼时咬肌隆起，按之凹陷处。

地仓：在面部，口角外侧，上直对瞳孔。

下关：在面部耳前方，当颧弓与下颌切迹所形成的凹陷中。

曲池：屈肘成直角，在肘横纹外侧端与肱骨外上髁连线中点处。

合谷：手背第1、第2掌骨间，第2掌骨桡侧的中点处。

中脘：上腹部，前正中线上，当脐中上4寸。

脾俞：背部，第11胸椎棘突下，旁开1.5寸。

胃俞：背部，第12胸椎棘突下，旁开1.5寸。

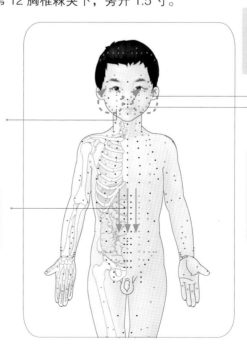

下关：在面部耳前方，当颧弓与下颌切迹所形成的凹陷中

地仓：在面部，口角外侧，上直对瞳孔

中脘：在上腹部，前正中线上，当脐中上4寸

颊车：在面颊部，下颌角前上方约1横指（中指），当咀嚼时咬肌隆起，按之凹陷处

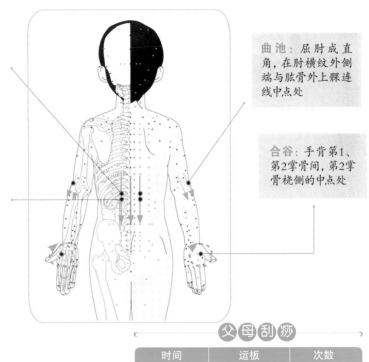

脾俞：背部，第11胸椎棘突下，旁开1.5寸

胃俞：背部，第12胸椎棘突下，旁开1.5寸

曲池：屈肘成直角，在肘横纹外侧端与肱骨外上髁连线中点处

合谷：手背第1、第2掌骨间，第2掌骨桡侧的中点处

父母刮痧

时间	运板	次数
10～15分钟	面刮法 平面按揉法	20～30次

刮痧顺序

第一步，用平面按揉法刮拭脸部下颌地仓穴，并从地仓穴刮到下关穴、颊车穴一带；

第二步，用面刮法刮拭胸部中脘穴；

第三步，在小手臂阳面用面刮法刮拭曲池穴，用平面按揉法刮拭合谷穴；

第四步，用面刮法刮拭脊背部脾俞穴、胃俞穴。

食疗偏方

1. 竹叶饮：鲜竹叶一把，洗净，入水加冰糖适量，煮沸片刻，代茶饮。

2. 番茄汁：番茄数个，洗净，用沸水浸泡，剥皮去籽，用洗净的纱布包绞汁液，含漱，每日数次。

3. 萝卜鲜藕饮：白萝卜400~500克，鲜藕500克，洗净切碎，榨汁含漱，每日3～4次。

02 小儿厌食

小儿厌食主要是因为饮食不当、家长喂养不当等让孩子养成了偏食的坏习惯，损伤了脾胃，或者食物过于油腻，使得小儿消化不了，积滞内停、郁久化热导致湿热内蕴或大病之后脾胃气虚、脾虚失运、胃不思纳。孩子的症状主要表现为食欲不振而不欲纳食。

刮痧穴位

四缝：第 2 ~ 5 指掌面，近端指间关节横纹中点处。

足三里：犊鼻穴下 3 寸，距胫骨前嵴 1 横指，当胫骨前肌上。

公孙：在足内侧缘，当第一跖骨基底部的前下方。

中脘：在腹中线上，脐上 4 寸处。

气海：在腹中线上，脐下 1.5 寸处。

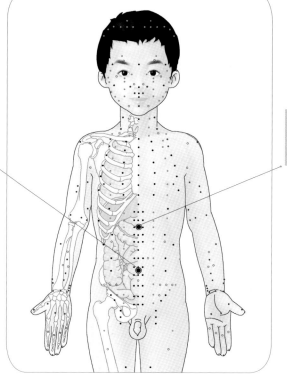

气海：在腹中线上，脐下1.5寸处

中脘：在腹中线上，脐上4寸处

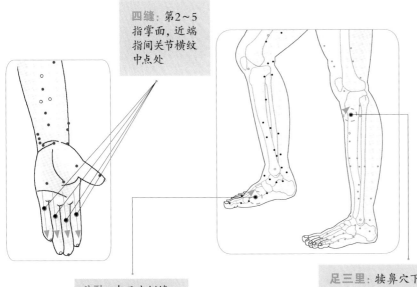

四缝：第2～5指掌面，近端指间关节横纹中点处

公孙：在足内侧缘，当第一跖骨基底部的前下方

足三里：犊鼻穴下3寸，距胫骨前嵴1横指，当胫骨前肌上

父母刮痧

时间	运板	次数
10～20分钟	平面按揉法 垂直按揉法	20～30次

刮痧顺序

第一步，用垂直按揉法刮拭双手的四缝穴；

第二步，用平面按揉法刮拭腹部的中脘穴、气海穴；

第三步，用平面按揉法刮拭小腿前外侧的足三里穴和足背上的公孙穴。

食疗偏方

1. 梨汁：鲜梨3个，粳米100克。将梨洗净，连皮切碎，加水适量，用文火煎煮30分钟，捞出梨块，加入淘洗干净的粳米，煮成粥食用。梨也可不去核，但要去籽，因为梨核营养和治疗功效也很强。

2. 西红柿汁：西红柿数个。将新鲜西红柿洗净，入沸水中泡5分钟，取出剥去皮，包在十净的纱布内用力绞挤，滤出汁液，即可食用。此汁不宜放糖。

3. 红枣枸杞橘皮汁：将红枣和枸杞放入锅内，加水用大火煮一会儿后，用微火继续煮到汤味较浓为止。熬煮红枣和枸杞的水变凉后，把橘皮切成丝，以0.5厘米的长度切断放进汤里一起喝。

03 小儿呃逆

小儿呃逆是以气逆上冲、喉间呃声连连、声短而频、人的意识不能控制为主要症状的病症。此症可持续发作或偶尔发作，现代医学称之为"膈肌痉挛"，认为是由某种刺激引起膈神经过度兴奋所致。小儿呃逆则常常是由饮食不当引起胃中的连锁反应造成的。

刮痧穴位

日月：在上腹部，当乳头直下，第7肋间隙，前正中线旁开4寸。

气海：在下腹部，前正中线上，当脐中下1.5寸。

关元：在下腹部，前正中线上，当脐中下3寸。

太溪：在足内侧，内踝后方，当内踝尖与跟腱之间的凹陷处。

足三里：犊鼻穴下3寸，距胫骨前嵴1横指，当胫骨前肌上。

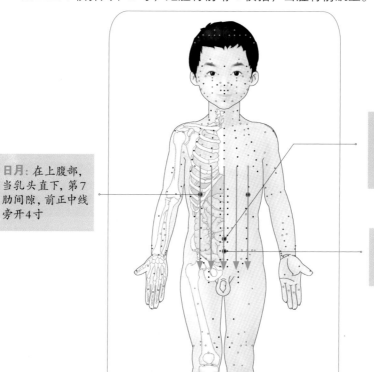

日月：在上腹部，当乳头直下，第7肋间隙，前正中线旁开4寸

气海：在下腹部，前正中线上，当脐中下1.5寸

关元：在下腹部，前正中线上，当脐中下3寸

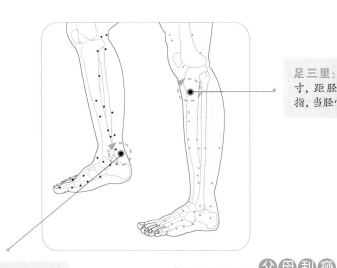

足三里：犊鼻穴下3寸，距胫骨前嵴1横指，当胫骨前肌上

太溪：在足内侧，内踝后方，当内踝尖与跟腱之间的凹陷处

父母刮痧

时间	运板	次数
10～15分钟	面刮法 平面按揉法	20～30次

刮痧顺序

第一步，用面刮法由上向下刮拭脊椎气海穴、关元穴和前胸日月穴；
第二步，用平面按揉法刮拭腿部足三里穴；
第二步，用平面按揉法刮拭与踝尖平齐的太溪穴。

食疗偏方

1. 雪梨汤：雪梨一个，红糖50克。将雪梨洗净，连皮切碎，去核、籽。锅置火上，放入清水、梨，用文火煎沸30分钟，捞出梨块不用，加入红糖稍煮，至糖全部溶化时，即可饮用。酸甜可口，略黏稠不涩，可每晚饮用，数日见效。

2. 竹茹公英饮：竹茹25克，蒲公英30克，白糖适量。将竹茹、蒲公英加水煎汁，煎液中加入白糖适量即可。适用于胃热呕吐的患儿。

3. 生姜蜂蜜糯米饮：生姜15克，糯米15克，蜂蜜25毫升，将生姜、糯米研碎，加水1碗，煮煎取汁，再加入蜂蜜，炖熟服用。适用于脾胃虚寒引起的呕吐。

04 食欲不振

食欲不振就是指孩子没有吃东西的欲望。一般而言，脾胃功能的失调会影响食欲。主要表现为进食后反胃作闷、消化不良、容易腹泻、便溏。若要改善这种情况，要从健脾开胃入手，帮助孩子进食。

刮痧穴位

哑门：项部，当后发际正中直上 0.5 寸，第 1 颈椎下。

身柱：背部，当后正中线上，第 3 胸椎棘突下凹陷中。

天柱：当后发际正中旁开 1.3 寸。

膈俞：背部，当第 7 胸椎棘突下，旁开 1.5 寸。

肾俞：腰部，当第 2 腰椎棘突下，旁开 1.5 寸。

中脘：上腹部，前正中线上，当脐中上 4 寸。

神阙：人体的腹中部，脐中央。

足三里：犊鼻穴下 3 寸，距胫骨前嵴 1 横指，当胫骨前肌上。

公孙：足内侧缘，当第 1 跖骨基底部的前下方。

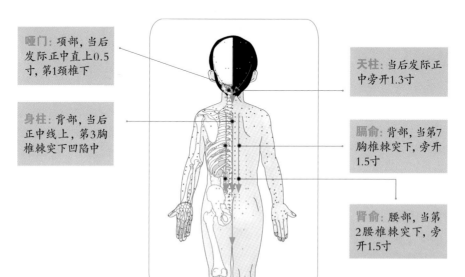

哑门：项部，当后发际正中直上0.5寸，第1颈椎下

身柱：背部，当后正中线上，第3胸椎棘突下凹陷中

天柱：当后发际正中旁开1.3寸

膈俞：背部，当第7胸椎棘突下，旁开1.5寸

肾俞：腰部，当第2腰椎棘突下，旁开1.5寸

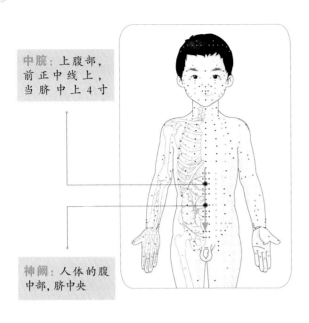

中脘：上腹部，前正中线上，当脐中上4寸

足三里：犊鼻穴下3寸，距胫骨前嵴1横指，当胫骨前肌上

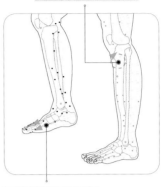

神阙：人体的腹中部，脐中央

公孙：足内侧缘，当第1跖骨基底部的前下方

父母刮痧

时间	运板	次数
10～15分钟	角刮法 面刮法 平面按揉法	20～30次

刮痧顺序

第一步，用单角刮法刮拭后项部哑门穴、天柱穴；

第二步，用面刮法刮拭脊椎的身柱穴、膈俞穴、肾俞穴，用同样的方法刮拭腹部中脘穴、神阙穴；

第三步，用平面按揉法刮拭小腿前外侧足三里穴；

第四步，用面刮法刮拭足内侧的公孙穴。

食疗偏方

1. 大枣粥：大枣10枚，粳米50克，冰糖适量。将粳米、大枣一同熬粥，熬好后加入冰糖即可。

2. 山楂麦芽饮：山楂10克，炒麦芽10克，红糖适量。将山楂、麦芽熬汁100毫升，加上红糖既可，可作为饮料让小儿喝。

05 小儿呕吐

小儿呕吐的发病率较高，婴幼儿和儿童均能发病，主要表现为婴幼儿吐乳、普通呕吐以及喷射性呕吐。小儿呕吐的发病原因非常复杂，咽喉、肠道、心脏系统受到阻塞，感染或者服药不慎都可能引发呕吐。轻者在呕吐后一般可自愈，但严重呕吐者将造成身体脾胃虚损、气血不足等后果。

刮痧穴位

内关：前臂正中，腕横纹上 2 寸，在桡侧屈腕肌肌腱同掌长肌肌腱之间。
天突：颈部，当前正中线上胸骨上窝中央。
中脘：上腹部，前正中线上，当脐中上 4 寸。
足三里：犊鼻穴下 3 寸，距胫骨前嵴 1 横指，当胫骨前肌上。
公孙：足内侧缘，当第 1 跖骨基底部的前下方。

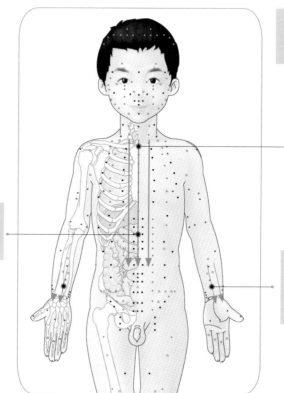

天突：颈部，当前正中线上胸骨上窝中央

中脘：上腹部，前正中线上，当脐中上4寸

内关：前臂正中，腕横纹上2寸，在桡侧屈腕肌肌腱同掌长肌肌腱之间

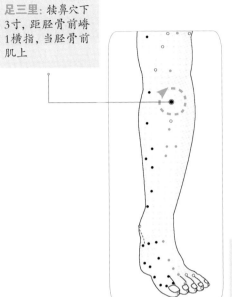

足三里：犊鼻穴下3寸，距胫骨前嵴1横指，当胫骨前肌上

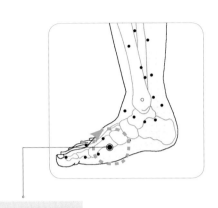

公孙：在足内侧缘，当第1跖骨基底部的前下方

父母刮痧

时间	运板	次数
10 ~ 15 分钟	角刮法 面刮法 平面按揉法	20 ~ 30 次

刮痧顺序

第一步，用角刮法刮拭前颈下窝的天突穴；

第二步，用面刮法刮拭腹部的中脘穴，用同样方法从上到下刮拭前手臂阴面内关穴；

第三步，用平面按揉法刮拭小腿前外侧的足三里穴，用同样方法刮拭足内侧的公孙穴。

食疗偏方

1. 姜糖水：生姜、醋、红糖各适量。将生姜洗净切片，用醋浸腌24小时。食用时取3片姜，加红糖适量，以沸水冲泡片刻，代茶饮。

2. 枇杷叶 10~15 克（鲜者 30~60 克），粳米 100 克，鲜芦根 50 克，冰糖少许。先将枇杷叶用布包与鲜芦根（洗净切段）同煎汁，去渣，再与糯米煮粥，粥成后放入冰糖，煮片刻即可。本方适用于对胃热呕吐的患儿。

06 胃下垂

胃下垂是指胃体下降至生理最低线以下位置的病症，主要是由于长期饮食过量或劳倦过度，使中气下降、胃气升降失常所致。病人会感到腹胀、恶心、嗳气、胃痛，偶有便秘、腹泻，或交替性腹泻以及便秘。

刮痧穴位

百会：头部，当前发际正中直上5寸，或两耳尖连线中点处。

大横：腹中部，距脐中4寸。

中脘：上腹部，前正中线上，当脐中上4寸。

气海：下腹部，前正中线上，当脐中下1.5寸。

胃俞：腰部，第2腰椎棘突下，旁开1.5寸。

足三里：犊鼻穴下3寸，距胫骨前嵴1横指，当胫骨前肌上。

上巨虚：小腿前外侧，当犊鼻穴下6寸，距胫骨前缘1横指。

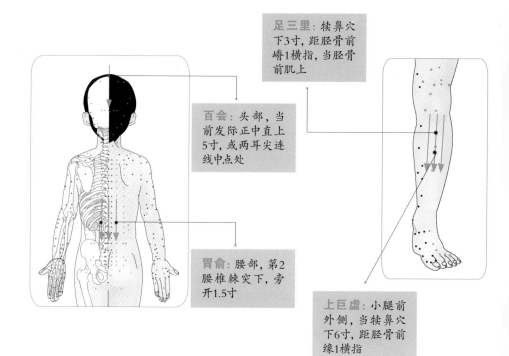

足三里：犊鼻穴下3寸，距胫骨前嵴1横指，当胫骨前肌上

百会：头部，当前发际正中直上5寸，或两耳尖连线中点处

胃俞：腰部，第2腰椎棘突下，旁开1.5寸

上巨虚：小腿前外侧，当犊鼻穴下6寸，距胫骨前缘1横指

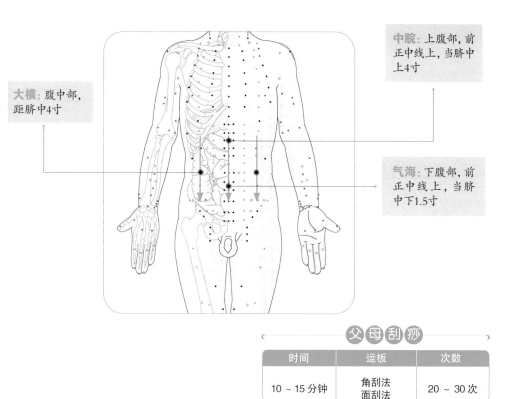

中脘：上腹部，前正中线上，当脐中上4寸

大横：腹中部，距脐中4寸

气海：下腹部，前正中线上，当脐中下1.5寸

父母刮痧

时间	运板	次数
10 ~ 15 分钟	角刮法 面刮法	20 ~ 30 次

刮痧顺序

第一步，用单角刮法刮拭头顶百会穴；

第二步，用面刮法刮拭腹部中脘穴、气海穴、大横穴，用同样方法刮拭脊背部胃俞穴；

第三步，用面刮法从上向下刮拭小腿前外侧足三里穴、上巨虚穴。

食疗偏方

1. 红参 12 克，黄芪 20 克，母鸡肉 300~500 克。加水适量，食盐少许，共放入瓷碗内，隔水炖 2 小时，早晚分两次，喝汤吃鸡肉，每周服 1 剂，连服 5 ~ 6 剂有显著疗效。

2. 用猪肚 1 具，黄芪 25 克，桂圆肉 30 克，砂仁 5 克，调料适量。将猪肚洗净，与黄芪、桂圆肉、砂仁一同放入砂锅内，加水煮至烂熟，用调料调味，吃肉喝汤。每 2 ~ 3 日，服用 1 剂。

07 急性肠胃炎

急性肠胃炎是在患儿胃肠黏膜发病的急性炎症，多是由于饮食不当、暴饮暴食或食物变质等原因引起，多发于夏秋两季。孩子对食物质量没有辨别能力，因此在无人看管的情况下，很容易因吃不洁的食物而引起食物中毒。

刮痧穴位

中脘：上腹部，前正中线上，当脐中上4寸。

水分：上腹部，前正中线上，当脐中上1寸。

气海：下腹部，前正中线上，当脐中下1.5寸。

梁门：上腹部，当脐中上4寸，距前正中线2寸。

天枢：腹部，脐旁开2寸，腹直肌外缘。

梁丘：屈膝，大腿前面，当髂前上棘与髌底外侧端的连线上，髌底上2寸。

足三里：犊鼻穴下3寸，距胫骨前嵴1横指，当胫骨前肌上。

温溜：屈肘，在前臂背面桡侧，当阳溪穴与曲池穴连线上，腕横纹上5寸处。

内关：位于前臂正中，腕横纹上2寸，在桡侧屈腕肌肌腱同掌长肌肌腱之间。

大肠俞：腰部，第4腰椎棘突下，旁开1.5寸。

胃俞：背部，第12胸椎棘突下，旁开1.5寸。

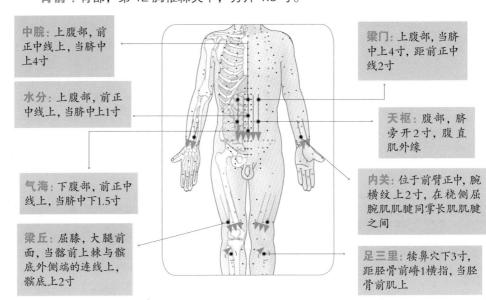

中脘：上腹部，前正中线上，当脐中上4寸

水分：上腹部，前正中线上，当脐中上1寸

气海：下腹部，前正中线上，当脐中下1.5寸

梁丘：屈膝，大腿前面，当髂前上棘与髌底外侧端的连线上，髌底上2寸

梁门：上腹部，当脐中上4寸，距前正中线2寸

天枢：腹部，脐旁开2寸，腹直肌外缘

内关：位于前臂正中，腕横纹上2寸，在桡侧屈腕肌肌腱同掌长肌肌腱之间

足三里：犊鼻穴下3寸，距胫骨前嵴1横指，当胫骨前肌上

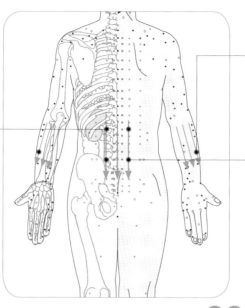

胃俞：背部，第12胸椎棘突下，旁开1.5寸

温溜：屈肘，在前臂背面桡侧，当阳溪穴与曲池穴连线上，腕横纹上5寸处

大肠俞：腰部，第4腰椎棘突下，旁开1.5寸

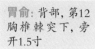

父母刮痧

时间	运板	次数
10～15分钟	面刮法 平面按揉法	20～30次

刮痧顺序

第一步，用面刮法刮拭腹部中脘穴、水分穴、梁门穴、天枢穴、气海穴；

第二步，用面刮法刮拭前臂阴面内关穴，用同样方法刮拭前臂阳面温溜穴；

第三步，用平面按揉法刮拭腿部足三里穴，用面刮法刮拭梁丘穴；

第四步，用面刮法刮拭脊背部胃俞穴、大肠俞穴。

食疗偏方

1. 老柚子皮 15 克，茶叶 10 克，生姜 2 片。水煎服。

2. 鲜石榴皮 100 克，蜜糖 300 克。石榴皮水煮，至黏稠，入糖煮沸即可，每次 1 勺，开水冲化服用。

3. 诃子 25 克，生姜 20 克。诃子研为细末，以姜汤送下。

4. 韭菜 25 克，生姜 20 克，牛奶 250 毫升。捣烂，取汁，兑奶煮沸，趁热服。适用于慢性肠胃炎的患儿。

08 腹痛

孩子出现腹痛的原因很多，涉及的病种范围较广，内科、外科都可导致腹痛，多是由腹部组织和腹腔脏器器质性病变或功能紊乱所致。腹痛的症状主要表现为腹部疼痛，初期伴有烦躁不安、面容痛苦、倦怠、呼吸加快，严重者会出现发热、呕吐的现象。

刮痧穴位

中脘：上腹部，前正中线上，当脐中上4寸。

关元：下腹部，前正中线上，当脐中下3寸。

天枢：腹中部，平脐中，距脐中2寸处。

梁丘：屈膝，大腿前面，当髂前上棘与髌底外侧端的连线上，髌底上2寸。

肾俞：腰部，第2腰椎棘突下，旁开1.5寸。

大肠俞：腰部，第4腰椎棘突下，旁开1.5寸。

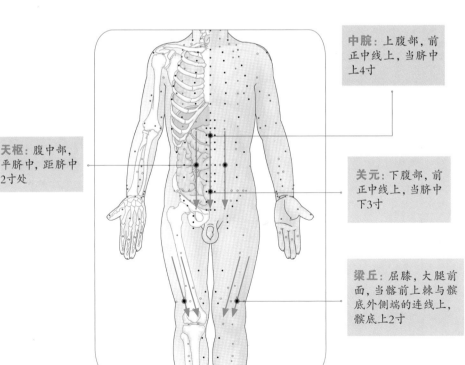

中脘：上腹部，前正中线上，当脐中上4寸

天枢：腹中部，平脐中，距脐中2寸处

关元：下腹部，前正中线上，当脐中下3寸

梁丘：屈膝，大腿前面，当髂前上棘与髌底外侧端的连线上，髌底上2寸

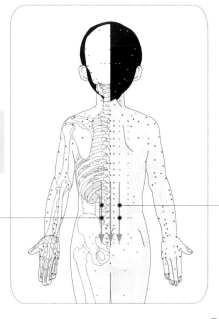

肾俞：腰部，第2腰椎棘突下，旁开1.5寸

大肠俞：腰部，第4腰椎棘突下，旁开1.5寸

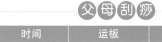

时间	运板	次数
10 ~ 15 分钟	面刮法	20 ~ 30 次

刮痧顺序

第一步，用面刮法刮拭腹部中脘穴、天枢穴、关元穴；

第二步，用面刮法从上到下刮拭肾俞穴至大肠俞穴；

第三步，用面刮法刮拭腿部梁丘穴。

食疗偏方

1. 葱白粥：葱白5克，粳米50克。将粳米洗净后与葱白一同放入锅中，加适量清水煎煮成粥即可。本方具有调中和胃的作用，主治小儿腹痛。

2. 干姜、高良姜各10克，粳米适量。将干姜、高良姜用水煎煮20分钟，去渣下粳米煮粥，趁热服食。

09 腹胀

腹胀是由胃肠道内积存了过量的气体所致，主要表现为腹胀和腹部气体滞留两种现象。当胃肠积气过多时，患者可感到腹部不适，表现为嗳气、腹胀、肠鸣亢进，有时会腹痛。中医认为小儿腹胀多饮食积、脾虚等引起。

刮痧穴位

肝俞：背部，第9胸椎棘突下，旁开1.5寸

脾俞：背部，第11胸椎棘突下，旁开1.2寸。

胃俞：背部，第12胸椎棘突下，旁开1.2寸。

大肠俞：腰部，第4腰椎棘突下，旁开1.5寸。

小肠俞：骶部，当骶正中嵴旁1.5寸，平第1骶后孔。

悬枢：腰部，第1腰椎棘突下凹陷中。

关元俞：腰部，当第5腰椎棘突下，旁开1.5寸。

上脘：上腹部，前正中线上，当脐中上5寸。

中脘：上腹部，前正中线上，当脐中上4寸。

建里：上腹部，前正中线上，当脐中上3寸。

下脘：上腹部，前正中线上，当脐中上2寸。

气海：下腹部，前正中线上，当脐中下1.5寸。

足三里：犊鼻穴下3寸，距胫骨前嵴1横指，当胫骨前肌上。

天枢：腹中部，平脐中，距脐中2寸处。

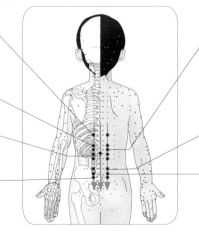

肝俞：背部，第9胸椎棘突下，旁开1.5寸

脾俞：背部，第11胸椎棘突下，旁开1.5寸

悬枢：位于第1腰椎棘突下凹陷中

小肠俞：骶部，当骶正中嵴旁1.5寸，平第1骶后孔

胃俞：背部，第12胸椎棘突下，旁开1.5寸

大肠俞：腰部，第4腰椎棘突下旁开1.5寸

关元俞：腰部，当第5腰椎棘突下，旁开1.5寸

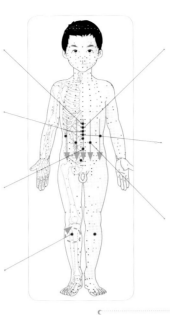

上脘:在上腹部,前正中线上,当脐中上5寸

中脘:在上腹部,前正中线上,当脐中上4寸

建里:在上腹部,前正中线上,当脐中上3寸

下脘:在上腹部,前正中线上,当脐中上2寸

气海:在下腹部,前正中线上,当脐中下1.5寸

天枢:腹中部,平脐中,距脐中2寸处

足三里:犊鼻穴下3寸,距胫骨前嵴1横指,当胫骨前肌上

父母刮痧

时间	运板	次数
10 ~ 15 分钟	面刮法 平面按揉法 垂直按揉法	20 ~ 30 次

刮痧顺序

第一步,用面刮法刮拭太阴经肝俞穴至胃俞穴段和大肠俞穴至小肠俞穴段;

第二部,用面刮法刮拭腹部上脘至下脘段,用同样方法刮拭气海穴、天枢穴;

第三步,用平面按揉法刮拭小腿前外侧足三里穴。

食疗偏方

1. 山楂粥:鲜山楂切片,炒至棕黄色,每次取 10 ~ 15 克,加温水浸泡片刻,煎取浓汁 150 毫升,再加水 300 毫升,入粳米 50 克,白糖适量,煮至稠粥即可服食。

2. 鲫鱼姜椒汤:鲫鱼 1 条,生姜 30 克,胡椒 1 克。鲫鱼去鳞及内脏,姜切片与胡椒一同放入鱼肚内,加适量水煮熟,加少许盐,饮汤食鱼。每天 1 次,连食 1 周。

3. 荠菜汤:取鲜荠菜 30 克,加水 200 毫升,文火煎至 50 毫升,1 次服完,每日 2~3 次。

10 小儿便秘

小儿便秘对患儿的生长发育影响较大，主要表现为大便干结，干燥难解，且伴有腹痛、腹胀等现象。小儿便秘可分为功能性便秘，习惯性便秘及器质性便秘。功能性治便秘多由进食过少、食物中纤维过少等饮食因素影响；习惯性便秘多由于经常控制排便而产生；器质性病变所致的便秘多因直肠或其他全身疾病所产生。

刮痧穴位

关元：下腹部，前正中线上，当脐中下 3 寸。

天枢：腹中部，平脐中，距脐中 2 寸处。

腹结：下腹部，大横穴下 1.3 寸，距前正中线 4 寸。

公孙：足内侧缘，当第 1 跖骨基底部的前下方。

大肠俞：腰部，第 4 腰椎棘突下，旁开 1.5 寸。

小肠俞：骶部，当骶正中嵴旁 1.5 寸，平第 1 骶后孔。

次髎：骶部，当髂后上棘内下方，适对第 2 骶后孔处。

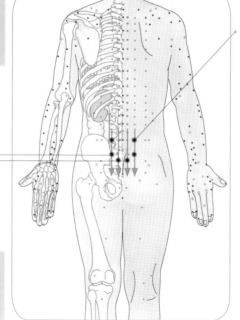

小肠俞：骶部，当骶正中嵴旁 1.5 寸，平第 1 骶后孔

大肠俞：腰部，第 4 腰椎棘突下，旁开 1.5 寸

次髎：骶部，当髂后上棘内下方，适对第 2 骶后孔处

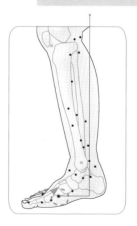

公孙：足内侧缘，当第 1 跖骨基底部的前下方

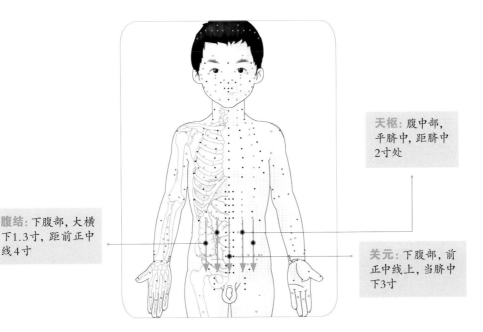

天枢：腹中部，平脐中，距脐中2寸处

腹结：下腹部，大横下1.3寸，距前正中线4寸

关元：下腹部，前正中线上，当脐中下3寸

父母刮痧

时间	运板	次数
10～15分钟	面刮法 平面按揉法	20～30次

刮痧顺序

第一步，用面刮法从上到下，从内到外刮拭天枢穴、腹结穴、关元穴；

第二步，用面刮法刮拭脊椎大肠俞穴、小肠俞穴、次髎穴；

第三步，用平面按揉法刮拭足部公孙穴。

食疗偏方

1. 蜂蜜汁：蜂蜜30～60毫升，芝麻油10毫升。开水冲服，早晚各1次。

2. 杏仁羹：杏仁10～20克，山药50克，胡桃肉20克，蜂蜜适量。将前三味洗净去皮打碎和匀，加蜂蜜，加水适量煮沸，频服。

3. 香蕉粥：香蕉2个，大米50克，白糖适量。将香蕉去皮，捣泥。取大米淘净，放入锅中，加清水适量煮粥，待熟时调入香蕉、白糖，再煮3～5分钟即成，每日1剂，连续3～5天。

⑪ 肠道蛔虫病

蛔虫病是儿童当中一种常见的肠道寄生虫病，发病率很高，主要是由于患儿沾染了带有蛔虫卵的不洁食物、水等，与所处卫生状况的关系极为密切。蛔虫在肠道内生长繁殖，甚至有可能聚结成团，阻塞肠道，甚至穿肠入胆，使得右上腹疼痛、呕吐、黄疸，形成胆管蛔虫病。

刮痧穴位

胆俞：背部，当第 10 胸椎棘突下，旁开 1.5 寸。

日月：上腹部，当乳头直下，第 7 肋间隙，前正中线旁开 4 寸。

阳陵泉：人体的膝盖斜下方，小腿外侧之腓骨小头稍前凹陷中。

期门：当乳头直下，前正中线旁开 4 寸。

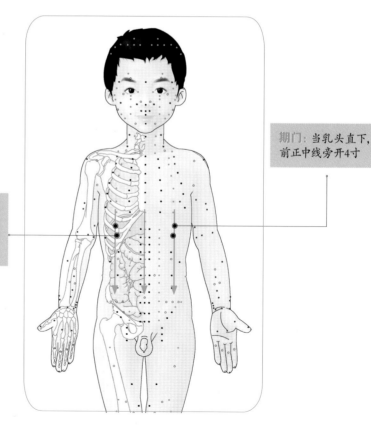

期门：当乳头直下，前正中线旁开4寸

日月：上腹部，当乳头直下，第7肋间隙，前正中线旁开4寸

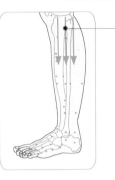

阳陵泉：人体的膝盖斜下方，小腿外侧之腓骨小头稍前凹陷中

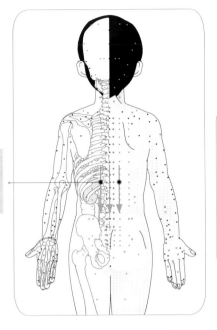

胆俞：背部，当第10胸椎棘突下，旁开1.5寸

父母刮痧

时间	运板	次数
10 ~ 15 分钟	面刮法	20 ~ 30 次

刮痧顺序

第一步，用面刮法刮拭脊背部胆俞穴；

第二步，用面刮法刮拭腹部日月穴、期门穴；

第三步，用面刮法刮拭小腿外侧阳陵泉穴。

食疗偏方

1. 花椒粥：花椒 5 ~ 10 克，大米 30 克。花椒研为细末备用。先取大米煮粥，待粥熟时，调入花椒粉，再煮一两沸即成，每日 1 ~ 2 剂。可杀虫止痛，小儿一般服药后 15 ~ 20 分钟腹痛停止，随后排便，并排出蛔虫。

2. 芝麻秸 200 克，葱白 50 克，乌梅 30 克。三味水煎，空腹服用，每日 1 剂两煎，连用 3 天。

3. 鲜桃叶 50 克。把新鲜桃树叶洗净打烂，开水冲泡，连渣服下。

12 痢疾

痢疾多是由于患儿饮食不洁、病从口入，导致肠胃因着凉、疲劳、饥饿等病症而引发的一种肠道性传染病。一般发于夏秋两季，主要表现为突然发热、腹痛腹泻、里急后重、脓血黏液大便等，对 10 岁以下的小孩危害尤为大。

刮痧穴位

气海：下腹部，前正中线上，当脐中下 1.5 寸。

天枢：腹中部，平脐中，距脐中 2 寸处。

上巨虚：在小腿前外侧，当犊鼻下 6 寸，距胫骨前缘 1 横指。

曲池：屈肘成直角，在肘横纹外侧端与肱骨外上髁连线中点处。

合谷：手背第 1、第 2 掌骨间，第 2 掌骨桡侧的中点处。

阴陵泉：在小腿内侧，当胫骨内侧髁后下方凹陷处。

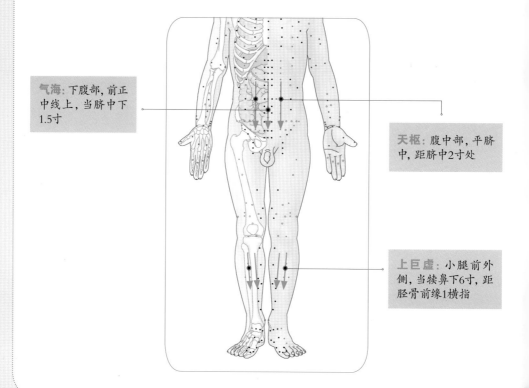

气海：下腹部，前正中线上，当脐中下 1.5 寸

天枢：腹中部，平脐中，距脐中 2 寸处

上巨虚：小腿前外侧，当犊鼻下 6 寸，距胫骨前缘 1 横指

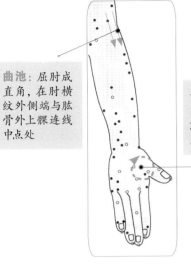

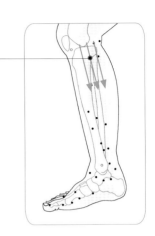

阴陵泉：小腿内侧，当胫骨内侧髁后下方凹陷处

曲池：屈肘成直角，在肘横纹外侧端与肱骨外上髁连线中点处

合谷：手背第1、第2掌骨间，第2掌骨桡侧的中点处

父母刮痧

时间	运板	次数
10～15分钟	面刮法 平面按揉法	20～30次

刮痧顺序

第一步，用面刮法刮拭腹部气海穴、天枢穴；

第二步，用面刮法刮拭小腿正前方的上巨虚穴；

第三步，若患儿伴有发热症状可刮拭前臂阳面曲池穴、合谷穴；

第四步，若患儿伴有湿重症状可刮拭小腿内侧阴陵泉穴。

食疗偏方

1. 马齿苋煲粥：马齿苋 100～120 克，粳米 50～100 克，食盐少许。先将马齿苋洗净，切成小段，加粳米煮粥，服时加食盐少许调味。

2. 萝卜姜汁：萝卜汁 50 克，姜汁 15 毫升，蜜糖 30 毫升，浓茶 1 杯。和匀蒸熟服，每日 2 次。

3. 用金银花、荷花各 10 克，甘草 5 克，红糖适量。开水冲泡，代茶饮。

13 痔疮

痔疮是指人体直肠末端黏膜下和肛管皮肤下静脉丛发生扩张和迂曲所形成的柔软静脉团。痔疮是一种常见病和多发病，在儿童时期的发病率也很高，且复发率高，不易治愈。痔疮主要包括内痔、外痔、混合痔。

刮痧穴位

百会：头部，当前发际正中直上 5 寸，或两耳尖连线中点处。

长强：尾骨端下，当尾骨端与肛门连线的中点处。

肾俞：腰部，当第 2 腰椎棘突下，旁开 1.5 寸。

次髎：骶部，当髂后上棘内下方，适对第 2 骶后孔处。

孔最：手臂前伸手掌向上，从肘横纹（尺泽穴）直对腕横纹脉搏跳动处（太渊穴）下行 5 寸处。

足三里：犊鼻穴下 3 寸，距胫骨前嵴 1 横指，当胫骨前肌上。

三阴交：小腿内侧，足内踝尖上 3 寸，胫骨内侧缘后方。

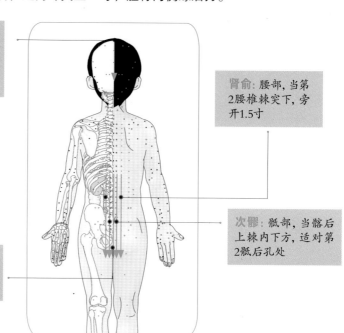

百会：头部，当前发际正中直上 5 寸，或两耳尖连线中点处

肾俞：腰部，当第 2 腰椎棘突下，旁开 1.5 寸

次髎：骶部，当髂后上棘内下方，适对第 2 骶后孔处

长强：尾骨端下，当尾骨端与肛门连线的中点处

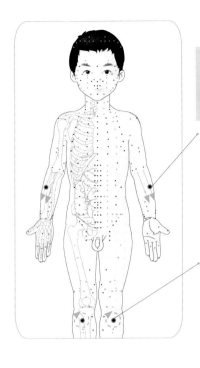

孔最：手臂前伸手掌向上，从肘横纹（尺泽穴）直对腕横纹脉搏跳动处（太渊穴）下行5寸处

三阴交：小腿内侧，足内踝尖上3寸，胫骨内侧缘后方

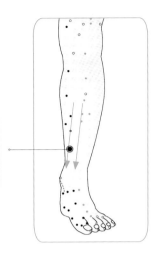

足三里：犊鼻穴下3寸，距胫骨前嵴1横指，当胫骨前肌上

父母刮痧

时间	运板	次数
10 ~ 15分钟	角刮法 面刮法 平面按揉法	20 ~ 30次

刮痧顺序

第一步，用单角刮法刮拭头顶部的百会穴；

第二步，用面刮法刮拭手臂内侧的孔最穴，用同样的方法刮拭脊椎处肾俞穴、次髎穴至长强穴；

第三步，用平面按揉法或面刮法刮拭腿部足三里穴和三阴交穴。

食疗偏方

1. 葛根20克，槐花20克，紫菜5克，竹笋50克，鸡肉200克。煲汤饮服。

2. 旱莲草20克，槐花20克，生地15克，猪肠头1条。煲汤饮服。此方适用于口苦、大便秘结、痔疮出血的患者。

3. 柏子仁粥：柏子仁30克，大米50克，蜂蜜适量。前两味一起加水煮熟，入蜂蜜调匀服食。此方适用于痔疮恢复期。

14 脱肛

脱肛是指肛管、直肠外翻而脱垂于肛门外，又称"肛门直肠脱垂"，一般发生在1～3岁的儿童身上。若是病情不严重，可用手轻轻复位，若是发病为腹泻、便秘、百日咳、营养不良者，需积极治疗原发病，原发病治愈后，脱肛现象自然治愈。

刮痧穴位

百会：头部，当前发际正中直上 5 寸，或两耳尖连线中点处。

命门：腰部，当后正中线上，第 2 腰椎棘突下凹陷中。

长强：人体的尾骨端下，当尾骨端与肛门连线的中点处。

次髎：骶部，当髂后上棘内下方，适对第 2 骶后孔处。

秩边：臀部，平第 4 骶后孔，骶正中嵴旁开 3 寸。

承山：小腿后面正中，委中穴与昆仑穴之间，当伸直小腿或足跟上提时腓肠肌肌腹下出现尖角凹陷处。

合谷：手背第 1、第 2 掌骨间，第 2 掌骨桡侧的中点处。

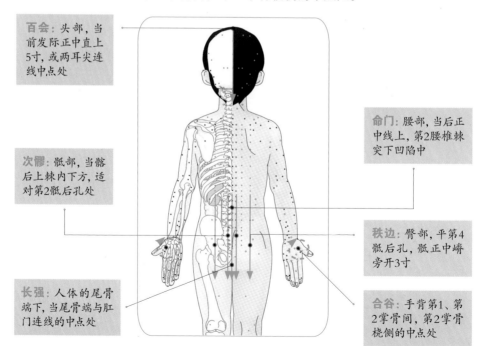

百会：头部，当前发际正中直上5寸，或两耳尖连线中点处

次髎：骶部，当髂后上棘内下方，适对第2骶后孔处

长强：人体的尾骨端下，当尾骨端与肛门连线的中点处

命门：腰部，当后正中线上，第2腰椎棘突下凹陷中

秩边：臀部，平第4骶后孔，骶正中嵴旁开3寸

合谷：手背第1、第2掌骨间，第2掌骨桡侧的中点处

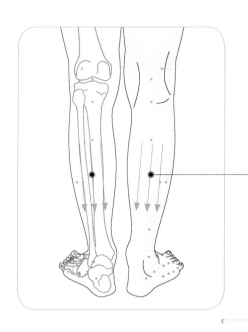

承山：在小腿后面正中，委中穴与昆仑穴之间，当伸直小腿或足跟上提时腓肠肌肌腹下出现尖角凹陷处

时间	运板	次数
10 ~ 15 分钟	面刮法 角刮法 平面按揉法	20 ~ 30 次

刮痧顺序

第一步，用单角刮法刮拭头顶部百会穴；

第二步，用面刮法刮拭腰、骶部的命门穴、次髎穴、秩边穴、长强穴；

第三步，用面刮法刮拭小腿后侧承山穴，用平面按揉法刮拭第1、第2掌骨间的合谷穴。

食疗偏方

1. 米粥：大米、小米各60克，加水煮至半熟，并加豆浆1斤，搅拌煮熟可食用。

2. 鲫鱼黄芪汤：鲫鱼150 ~ 200克，黄芪15 ~ 20克，枳壳9克（炒）。将鲫鱼去鳃、鳞、内脏，先煎黄芪、枳壳，30分钟后下鲫鱼，鱼熟后取汤饮之，可少加生姜、盐以调味。

3. 炙黄芪10克，升麻5克，柴胡5克，党参10克，陈皮3克，炙甘草3克。煎汤服用，每日1 ~ 2次。

15 水泄

水泄的症状与腹泻症状相似，泻下如稀水，似水下注。《杂病源流犀烛·泄泻源流》："水泄，肠鸣如雷，一泄如注，皆是水。"患儿水泄的主要原因是吃了生冷刺激难以消化的食物，主要症状是大便次数增多，且呈蛋花样，水分多，有腥臭味。

刮痧穴位

大肠俞：腰部，当第 4 腰椎棘突下，旁开 1.5 寸。

水分：上腹部，前正中线上，当脐中上 1 寸。

天枢：腹中部，平脐中，距脐中 2 寸处。

足三里：犊鼻穴下 3 寸，距胫骨前嵴 1 横指，当胫骨前肌上。

脾俞：背部，当第 11 胸椎棘突下，旁开 1.5 寸。

肾俞：腰部，当第 2 腰椎棘突下方，旁开 1.5 寸。

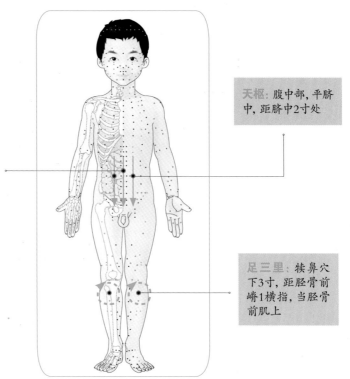

天枢：腹中部，平脐中，距脐中2寸处

水分：上腹部，前正中线上，当脐中上1寸

足三里：犊鼻穴下3寸，距胫骨前嵴1横指，当胫骨前肌上

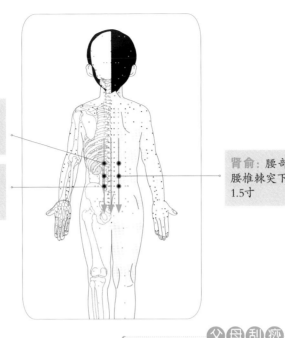

脾俞：背部，当第11胸椎棘突下，旁开1.5寸

大肠俞：腰部，当第4腰椎棘突下，旁开1.5寸

肾俞：腰部，当第2腰椎棘突下方，旁开1.5寸

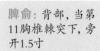

父母刮痧

时间	运板	次数
10～15分钟	面刮法 平面按揉法	20～30次

刮痧顺序

第一步，用面刮法由上至下刮拭腹部的脾俞穴、肾俞穴、大肠俞穴；

第二步，用面刮法刮拭腹部的水分穴、天枢穴；

第三步，用平面按揉法刮拭小腿前外侧的足三里穴。

食疗偏方

1. 煅白恶、炮干姜各50克，楮叶100克。共研为末，做成如绿豆大的丸子。每服二十丸，米汤送下。

2. 用川乌头两枚，一枚生用，另一枚以黑豆半合同煮熟，一起研为丸，如绿豆大。每服五丸，以黄连汤送下。

3. 用罂粟壳1枚（去蒂膜），乌梅肉、大枣肉各10枚，加水一碗，煎至七成，温服，适合虚寒水泻的患儿服用。

16 阑尾炎

阑尾炎可分为急性阑尾炎和慢性阑尾炎两种。急性阑尾炎的特点是疼痛转至右下腹，并伴有发热、恶心、呕吐等症状，严重时可发生穿孔，形成腹膜炎。慢性阑尾炎缺乏典型的症状表现，多是由于急性阑尾炎发作之后，因为管腔狭窄或闭合，周围粘连，使阑尾运动功能失常或压迫阑尾壁神经末梢等引起腹痛。

刮痧穴位

下脘：上腹部，前正中线上，当脐中上 2 寸。

气海：下腹部，前正中线上，当脐中下 1.5 寸。

大巨：下腹部，当脐中下 2 寸，距前正中线 2 寸。

梁丘：屈膝，大腿前面，当髂前上棘与髌底外侧端的连线上，髌底上 2 寸。

足三里：犊鼻穴下 3 寸，距胫骨前嵴 1 横指，当胫骨前肌上。

上巨虚：在小腿前外侧，当犊鼻穴下 6 寸，距胫骨前缘 1 横指。

温溜：屈肘，在前臂背面桡侧，当阳溪穴与曲池穴连线上，腕横纹上 5 寸处。

合谷：手背第 1、第 2 掌骨间，第 2 掌骨桡侧的中点处。

大肠俞：腰部，当第 4 腰椎棘突下，旁开 1.5 寸。

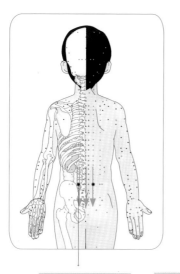

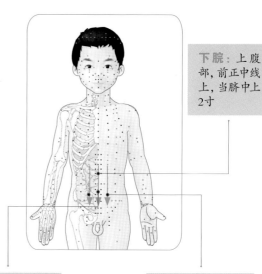

下脘：上腹部，前正中线上，当脐中上 2 寸

大肠俞：腰部，当第 4 腰椎棘突下，旁开 1.5 寸

气海：下腹部，前正中线上，当脐中下 1.5 寸

大巨：下腹部，当脐中下 2 寸，距前正中线 2 寸

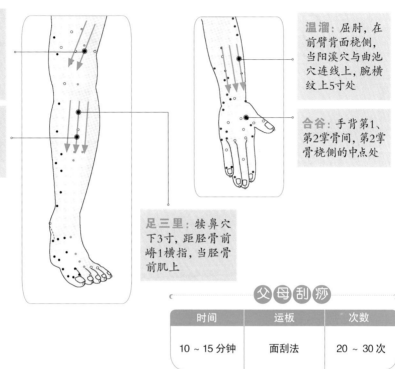

梁丘：屈膝，大腿前面，当髂前上棘与髌底外侧端的连线上，髌底上2寸

上巨虚：在小腿前外侧，当犊鼻穴下6寸，距胫骨前缘1横指

温溜：屈肘，在前臂背面桡侧，当阳溪穴与曲池穴连线上，腕横纹上5寸处

合谷：手背第1、第2掌骨间，第2掌骨桡侧的中点处

足三里：犊鼻穴下3寸，距胫骨前嵴1横指，当胫骨前肌上

父母刮痧

时间	运板	次数
10～15分钟	面刮法	20～30次

刮痧顺序

　　第一步，用面刮法刮拭腹部下脘穴、气海穴、大巨穴，用同样方法刮拭腰部大肠俞穴；

　　第二步，用面刮法刮拭腿部膝盖上方梁丘穴；

　　第三步，用面刮法刮拭小腿前外侧足三里穴、上巨虚穴；

　　第四步，用面刮法从上到下刮拭温溜穴、合谷穴。

食疗偏方

　　1.芹菜瓜仁汤：芹菜30克，冬瓜仁20克，藕节20克，野菊花30克。以水煎，每日分两次服。

　　2.五灵脂、蒲黄各9克，乳香、没药各6克，赤小豆、元胡、川楝子、乌药、桃仁各10克，赤芍12克，败酱草30克，冬瓜仁15克。水煎服，每日1剂，日服2次。适用于患急性阑尾炎的儿童。

第六章 泌尿系统疾病

泌尿系统由肾、输尿管、膀胱及尿道组成。其主要功能为排泄。

排泄是指机体代谢过程中所产生的各种不为机体所利用或者有害的物质向体外输送的生理过程。被排出的物质一部分是营养物质的代谢产物；另一部分是衰老的细胞破坏时所形成的产物。

儿童常见的泌尿系统疾病有：小儿遗尿症、小儿夜尿症、小儿尿频、尿失禁。

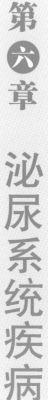

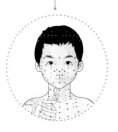

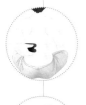

本章看点

- 小儿遗尿症
- 小儿夜尿症
- 小儿尿频、尿失禁

01 小儿遗尿症

小儿遗尿症是儿童时期的常见病症，主要表现为睡眠时尿床，且有部分患儿在清醒时也不能自控而排尿，且伴有嗜饮水的现象。小儿遗尿一般发病于婴幼儿时期，有的为一时性的行为，数月后消失，也有的是长期患病。当儿童逐渐进入学龄阶段，小儿遗尿病会让孩子患上很严重的自卑心理，造成很大的精神负担。

刮痧穴位

肾俞：腰部，当第2腰椎棘突下，旁开1.5寸。

关元：下腹部，前正中线上，当脐中下3寸。

中枢：背部，当后正中线上，第10胸椎棘突下凹陷中。

尺泽：在手臂内侧中央处有粗腱，粗腱的外侧即是该穴。

足三里：犊鼻穴下3寸，距胫骨前嵴1横指，当胫骨前肌上。

三阴交：小腿内侧，足内踝尖上3寸，胫骨内侧缘后方。

尺泽：在手臂内侧中央处有粗腱，粗腱的外侧即是该穴

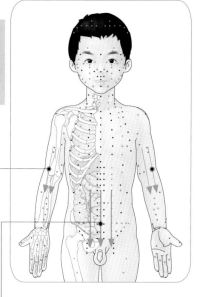
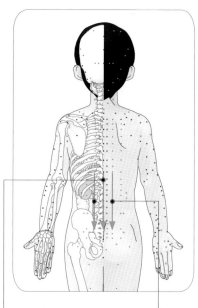

关元：下腹部，前正中线上，当脐中下3寸

中枢：背部，当后正中线上，第10胸椎棘突下凹陷中

肾俞：腰部，当第2腰椎棘突下，旁开1.5寸

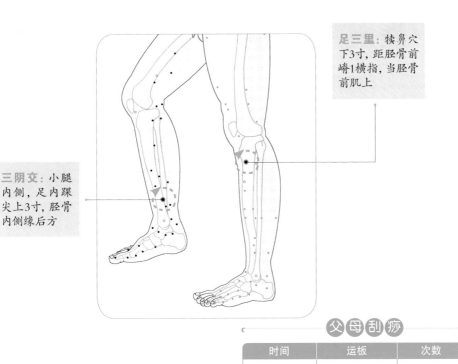

足三里：犊鼻穴下3寸，距胫骨前嵴1横指，当胫骨前肌上

三阴交：小腿内侧，足内踝尖上3寸，胫骨内侧缘后方

父母刮痧

时间	运板	次数
10～15分钟	面刮法 平面按揉法	20～30次

刮痧顺序

第一步，用面刮法刮拭腰部的肾俞穴，用同样方法刮拭下腹部的关元穴、中枢穴；

第二步，用面刮法刮拭肘部的尺泽穴，用平面按揉法刮拭小腿前外侧的足三里穴和小腿内侧的三阴交穴。

食疗偏方

1.炖雄鸡肝1个，葱、姜、盐各5克，料酒适量。将鸡肝洗净，分切4块，放入砂锅内，加入葱、姜、盐、料酒及清水适量，隔水炖至鸡肝熟即成，每日1次，空腹食用。

2.韭菜籽面饼：韭菜籽、白面各适量。将韭菜籽研成细粉，和入白面少许，加水揉做蒸饼食用。

02 小儿夜尿症

儿童在 3 ~ 4 岁时，身体生长可控制肾脏和膀胱，便不会在晚上睡觉时排尿。但若是过了 4 岁仍然不能控制，晚上睡觉依然排尿，则为小儿夜尿症。除了生理上的因素外，精神上的紧张、焦虑、烦躁也容易导致小儿遗尿。夜尿病久可见患儿面色萎黄、智力减退、头晕乏力、腰膝酸软、四肢欠温等症状。年龄较大儿童有怕羞自卑感或精神紧张。

刮痧穴位

曲骨：下腹部，当前正中线上，耻骨联合上缘的中点处。

身柱：背部，当后正中线上，第 3 胸椎棘突下凹陷处。

肾俞：腰部，第 2 腰椎棘突下，旁开 1.5 寸。

命门：位于第 2 腰椎与第 3 腰椎棘突之间。

膀胱俞：骶部，当骶正中嵴旁 1.5 寸，平第 2 骶后孔。

关元：位于腹部正中线上，脐下 3 寸。

三阴交：小腿内侧，足内踝尖上 3 寸，胫骨内侧缘后方。

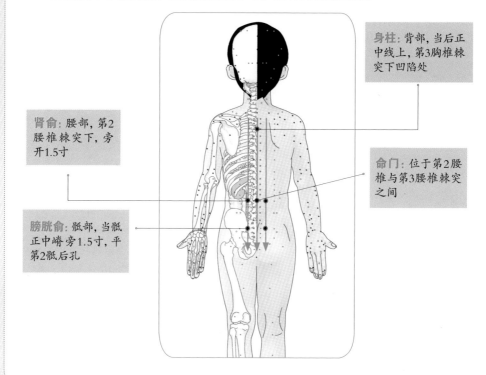

身柱：背部，当后正中线上，第3胸椎棘突下凹陷处

肾俞：腰部，第2腰椎棘突下，旁开1.5寸

命门：位于第2腰椎与第3腰椎棘突之间

膀胱俞：骶部，当骶正中嵴旁1.5寸，平第2骶后孔

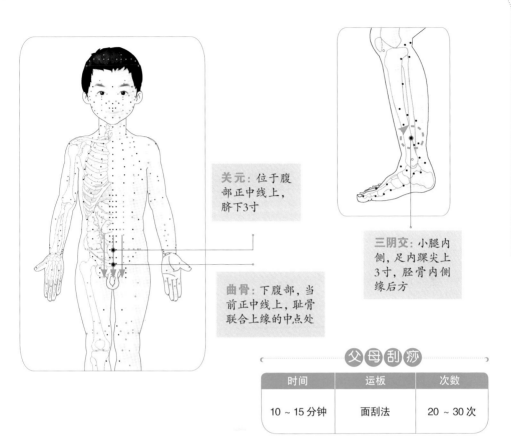

关元：位于腹部正中线上，脐下3寸

三阴交：小腿内侧，足内踝尖上3寸，胫骨内侧缘后方

曲骨：下腹部，当前正中线上，耻骨联合上缘的中点处

父母刮痧

时间	运板	次数
10 ~ 15 分钟	面刮法	20 ~ 30 次

刮痧顺序

第一步，用面刮法刮拭小腹的曲骨穴、关元穴，用同样的方法刮拭脊背部的身柱穴；

第二步，用面刮法刮拭腰部的肾俞穴、膀胱俞穴、命门穴；

第三步，用面刮法刮拭小腿前外侧的足三里穴。

食疗偏方

1. 茶叶 5 克、红枣 10 克、白糖 10 克，将红枣洗净煮烂，加入白糖、茶叶搅匀，饮用即可。

2. 可以在睡前让孩子吃 1 ~ 2 个糯米做的糕点。糯米有抑止排尿的作用。

3. 大枣 500 ~ 1000 克。每晚八点左右生吃大枣 7 ~ 8 枚，九点准时上床睡觉，食后口渴亦不能饮水。服食期间要保持生活规律。

03 小儿尿频、尿失禁

小儿尿频主要表现为患儿排尿次数频繁，一有尿意，必须立即排尿，无法控制，每次排尿量少。这种现象在5岁左右的儿童当中相当普遍，且男孩多于女孩。小儿尿频的治疗多以清养胃阴为主，兼以去积滞、疏肝气为法，常选益胃汤可奏效。

刮痧穴位

肾俞：腰部，当第2腰椎棘突下，旁开1.2寸。

关元：下腹部，前正中线上，当脐中下3寸。

中枢：背部，当后正中线上，第10胸椎棘突下凹陷处。

大赫：下腹部，当脐中下4寸，前正中线旁开0.5寸。

尺泽：手在手臂内侧中央处有粗腱，粗腱的外侧即是该穴。

曲泉：膝内侧，屈膝，当膝关节内侧端，股骨内侧髁的后缘，半腱肌、半膜肌止端的前缘凹陷处。

三阴交：小腿内侧，足内踝尖上3寸，胫骨内侧缘后方。

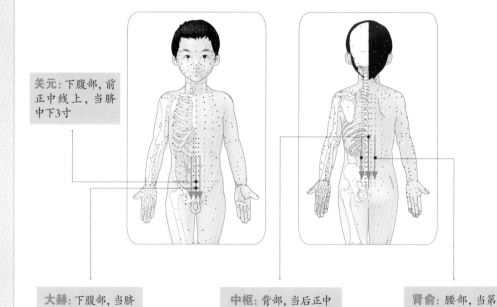

关元：下腹部，前正中线上，当脐中下3寸

大赫：下腹部，当脐中下4寸，前正中线旁开0.5寸

中枢：背部，当后正中线上，第10胸椎棘突下凹陷处

肾俞：腰部，当第2腰椎棘突下，旁开1.5寸

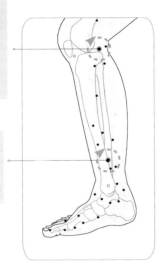

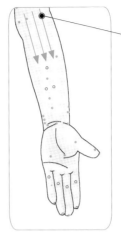

曲泉：膝内侧，屈膝，当膝关节内侧端，股骨内侧髁的后缘，半腱肌、半膜肌止端的前缘凹陷处

三阴交：小腿内侧，足内踝尖上3寸，胫骨内侧缘后方

尺泽：手在手臂内侧中央处有粗腱，粗腱的外侧即是该穴

父母刮痧

时间	运板	次数
10 ~ 15 分钟	面刮法 平面按揉法	20 ~ 30 次

刮痧顺序

第一步，用面刮法刮拭下腹的关元穴、中枢穴、大赫穴；

第二步，用面刮法刮拭腰部的肾俞穴；

第三步，用面刮法刮拭手臂阴面的尺泽穴；

第四步，用平面按揉法刮拭膝内侧的曲泉穴和小腿内侧的三阴交穴。

食疗偏方

1. 栗子 10 颗，切开两半，用开水煮一下，去壳取肉与芡实 30 克一同煮粥，加糖 1 匙。

2. 遇事紧张导致尿频者，可取 7 颗白果加盐煮汤，预先饮服，少喝茶水，可治尿频。

3. 蚕茧 10 个，水煮半熟时取汁，兑入糯米粥内，加糖 1 匙，能缩尿止遗。

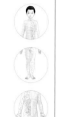

第七章 精神及神经系统疾病

神经系统是由脑、脊髓、脑神经、脊神经、自主神经以及各种神经节组成，是机体内起主导作用的系统。分为中枢神经系统和周围神经系统两大部分。能协调体内各器官、各系统的活动。

儿童常见的神经系统疾病有：脑震荡、小儿脑炎后遗症、面部神经麻痹、小儿麻痹—急性期、儿童失语症、小儿佝偻病、小儿癫痫、小儿舞蹈病、急性感染性神经根炎。儿童常见的精神疾病有：失眠、多梦、嗜睡、小儿癔症、神经衰弱。

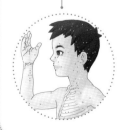

本章看点

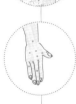

脑震荡

小儿脑炎后遗症

心悸

神经衰弱

多梦

＋失眠

癫痫

嗜睡

儿童失语症

小儿癔病

急性感染性神经根炎

面部神经麻痹

小儿舞蹈病

小儿麻痹—急性期

01 脑震荡

儿童脑震荡常常是由于家长在看护儿童的过程中，由一些被忽视的动作引起的。比如：为哄孩子高兴，将孩子抛高，剧烈摇晃孩子。孩子的各个组织较为柔软，头部相对大而重，颈部软弱，一旦遇到剧烈震动，就很容易导致孩子脑震荡。脑震荡的主要病理变化是脑组织水肿，受伤的病人可出现短暂的神志恍惚或意识丧失，病人会出现头痛、头昏、恶心、呕吐、面色苍白、嗜睡或抽筋等症状。

刮痧穴位

四神聪：头顶部，百会穴前后左右各开 1 寸处，共 4 个穴位。

神庭：头部，当前发际正中直上 0.5 寸。

风池：当枕骨之下，与风府穴相平，胸锁乳突肌与斜方肌上端之间的凹陷处。

上脘：上腹部，前正中线上，当脐中上 5 寸。

中脘：上腹部，前正中线上，当脐中上 4 寸。

内关：前臂掌侧，当曲泽穴与大陵穴的连线上，腕横纹上 2 寸，掌长肌肌腱与桡侧腕屈肌肌腱之间。

合谷：手背第 1、2 掌骨间，第 2 掌骨桡侧的中点处。

太冲：人体脚背部第 1、第 2 跖骨结合部之前凹陷处。

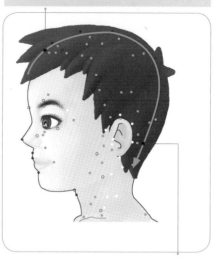

神庭：头部，当前发际正中直上0.5寸

四神聪：头顶部，百会穴前后左右各开1寸处，共4个穴位

风池：当枕骨之下，与风府穴相平，胸锁乳突肌与斜方肌上端之间的凹陷处

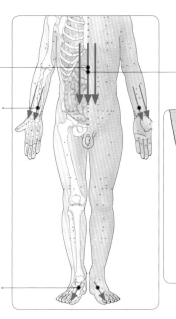

上脘：上腹部，前正中线上，当脐中上5寸

中脘：上腹部，前正中线上，当脐中上4寸

合谷：手背第1、第2掌骨间，第2掌骨桡侧的中点处

内关：在前臂掌侧，当曲泽穴与大陵穴的连线上，腕横纹上2寸，掌长肌肌腱与桡侧腕屈肌肌腱之间

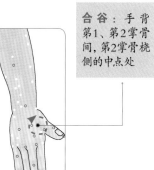

太冲：人体脚背部第1、第2跖骨结合部之前凹陷处

父母刮痧

时间	运板	次数
10 ~ 20 分钟	角刮法 面刮法	20 ~ 30 次

刮痧顺序

第一步，用角刮法刮拭头顶四聪穴，用同样方法刮拭头部神庭穴；

第二步，用面刮法刮拭后发际风池穴；

第三步，用面刮法刮拭腹部上脘穴、中脘穴；

第四步，面刮法刮拭前臂阴面内关穴，用平面按揉法刮拭第1、第2掌骨间的合谷穴；

第五步，用角刮法刮拭脚面上的太冲穴。

食疗偏方

1. 川芎茶：取川芎6克，绿茶3克，加水煎煮之后取药汁，代茶饮用。有活血止痛、行气解郁的功效，适用于瘀血阻滞所引起的头痛症状。

2. 猪脑1个，天麻10克。共加水适量，以文火煮炖1小时成羹状，捞去药渣。每日3次，吃猪脑，每周3次，连服1个月。适用于轻度脑震荡的患儿。

3. 取木耳15克，加水炖烂，加少许白糖后即食。适用于阴虚的患儿。

02 小儿脑炎后遗症

小儿脑炎后遗症是指脑炎经治疗后，还残留有神经、精神症状的疾病。该病病情轻重不等，轻者可自行缓解，危重者可导致后遗症或死亡。主要症状表现为运动、感觉、意识、自主神经、精神等不同障碍或可兼而有之，临床上可表现为突然意识丧失、突然跌倒、四肢抽搐、口吐白沫或口中怪叫，醒后如常人。

刮痧穴位

哑门：项部，当后发际正中直上 0.5 寸，第 1 颈椎下。

风池：项部，后头骨下，两条大筋外缘陷窝中，与耳垂齐平。

阳陵泉：位于人体的膝盖斜下方，小腿外侧之腓骨小头稍前凹陷中。

悬钟：小腿外侧，当外踝尖上 3 寸，腓骨前缘。

曲池：肘横纹外侧端，屈肘，当尺泽穴与肱骨外上髁连线中点。

太冲：人体脚背部第 1、第 2 跖骨结合部之前凹陷处。

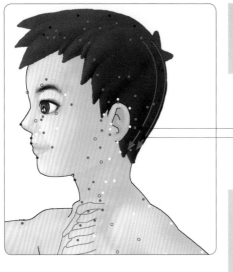

哑门：项部，当后发际正中直上0.5寸，第1颈椎下

风池：项部，后头骨下，两条大筋外缘陷窝中，与耳垂齐平

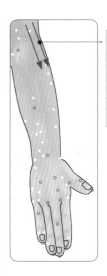

曲池：肘横纹外侧端，屈肘，当尺泽穴与肱骨外上髁连线中点

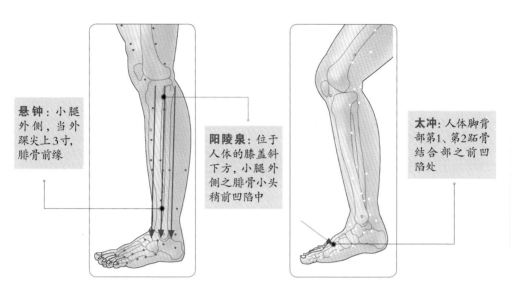

悬钟：小腿外侧，当外踝尖上3寸，腓骨前缘

阳陵泉：位于人体的膝盖斜下方，小腿外侧之腓骨小头稍前凹陷中

太冲：人体脚背部第1、第2跖骨结合部之前凹陷处

父母刮痧

时间	运板	次数
10 ～ 15 分钟	面刮法 垂直按揉法	20 ～ 30 次

刮痧顺序

第一步，用面刮法刮拭后头部哑门穴、风池穴，用同样方法刮拭手肘处曲池穴；

第二步，用面刮法从上到下刮拭阳陵泉穴和悬钟穴；

第三步，用垂直按揉法刮拭足背上的太冲穴。

食疗偏方

1. 瓜藤芦根汤：黄瓜藤 30 克，鲜芦根 50 克，糖 12 克。将黄瓜藤、鲜芦根加水煮 20 分钟，加糖饮用。适用于脑炎后遗症的患儿。

2. 苋菜马蹄粥：苋菜 50 克，马蹄 200 克，冰糖 15 克，粳米 50 克。将苋菜洗净切碎，马蹄去皮切片。将以上各种材料加水煮粥食用。适用于脑炎后遗症的患儿。

3. 灯盏花蒸蛋：灯盏花 9 克，鸡蛋 1 枚，盐少许。将灯盏花加入鸡蛋中捣碎，加水及盐，隔水蒸熟食用。有活血舒筋的作用，适用于脑炎后遗症的患儿。

03 心悸

　　小儿心悸主要是指患儿感觉到心中悸动，不能控制，心跳加快变强。常伴随风湿性心脏病、贫血、心脏神经官能症等病症出现。

刮痧穴位

大杼：背部，当第 1 胸椎棘突下，旁开 1.5 寸。

膻中：胸部，当前正中线上，平第 4 肋间，两乳头连线的中点。

通里：前臂掌侧，当尺侧腕屈肌肌腱的桡侧缘，腕横纹上 1 寸。

内关：前臂正中，腕横纹上 2 寸，在桡侧屈腕肌肌腱同掌长肌肌腱之间。

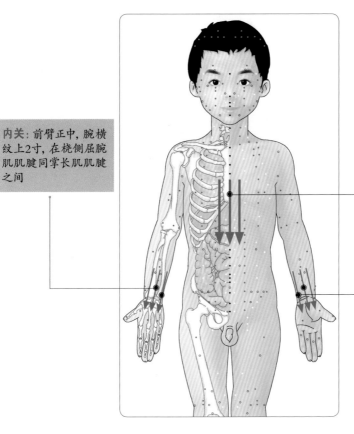

膻中：胸部，当前正中线上，平第4肋间，两乳头连线的中点

内关：前臂正中，腕横纹上2寸，在桡侧屈腕肌肌腱同掌长肌肌腱之间

通里：前臂掌侧，当尺侧腕屈肌肌腱的桡侧缘，腕横纹上1寸

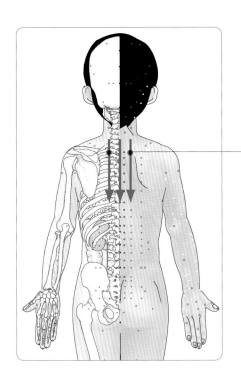

大杼：背部，当第1胸椎棘突下，旁开1.5寸

父母刮痧

时间	运板	次数
10 ~ 15 分钟	面刮法 角刮法	20 ~ 30 次

刮痧顺序

第一步，用面刮法刮拭脊椎及肩胛部位，重点刮拭大杼穴；

第二步，用单角刮法，从上而下刮拭前胸膻中穴；

第三步，用面刮法由上到下刮拭内关穴、通里穴。

食疗偏方

1. 红枣粥：以红枣煮粥，早晚空腹吃。

2. 百合粥：百合、莲子、薏苡仁各适量。同煮粥，加冰糖或白糖调味食用。

3. 首乌百合粥：首乌、百合各 12 克，枸杞 10 克，大枣 6 枚，大米 50 克，白糖适量，红花 3 克。将首乌水煎取汁，同大米、百合、枸杞、大枣等同煮为粥，将熟时调入白糖、红花，再煮 5 分钟即成，每日 1 剂，7 天为 1 疗程，连续 2 ~ 3 个疗程。

04 神经衰弱

神经衰弱并不只是属于成人的病症，儿童由于对外界事物的认识较浅，且在面对压力时无法自我治疗，亦经常会导致神经衰弱。主要症状表现在容易疲劳或兴奋、睡眠有障碍，且在情绪上的波动很强。遇到这种情况，家长可以通过刮痧的方式为孩子疏导神经的紧张。

刮痧穴位

百会：头部，当前发际正中直上 5 寸，或两耳尖连线中点处。

天柱：颈部大筋(斜方肌)外缘之后发际凹陷中，DD 后发际正中 DD 开 1.3 小时。

风池：项部，当枕骨之下，与风府穴相平，胸锁乳突肌与斜方肌上端之间的凹陷处。

足三里：犊鼻穴下 3 寸，距胫骨前嵴 1 横指，当胫骨前肌上。

三阴交：小腿内侧，足内踝尖上 3 寸，胫骨内侧缘后方。

百会:头部,当前发际正中直上5寸,或两耳尖连线中点处

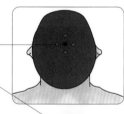

风池：项部,当枕骨之下,与风府穴相平,胸锁乳突肌与斜方肌上端之间的凹陷处

天柱：颈部大筋（斜方肌）外缘之后发际凹陷中,当后发际正中旁开1.3寸

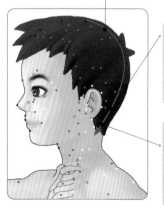

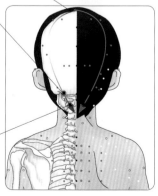

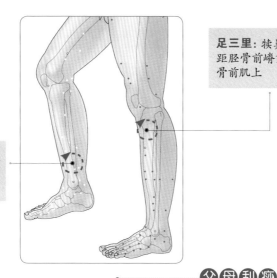

足三里：犊鼻穴下3寸，距胫骨前嵴1横指，当胫骨前肌上

三阴交：小腿内侧，足内踝尖上3寸，胫骨内侧缘后方

父母刮痧

时间	运板	次数
10～15分钟	角刮法 平面按揉法	20～30次

刮痧顺序

第一步，用单角刮法刮拭头顶及后脑的百会穴、风池穴，用刮痧板双角部从上到下刮拭天柱穴；

第二步，用平面按揉法刮拭小腿前外侧足三里穴，用同样法刮拭小腿内侧的三阴交穴。

食疗偏方

1. 玫瑰花 3 克，滁菊花、佛花、合欢花、厚朴花各 10 克，生白芍 12 克，炙甘草 3 克。水煎服，每日 1 剂，分 2 次服。适用于神经衰弱初期。

2. 酸枣仁 10 克，黄花菜 20 根。将酸枣仁、黄花菜炒至半熟，捣碎研成细末，睡前 1 次服完。疏肝健脾，宁心安神。适用于肝气郁结所致神经衰弱。

3. 沙参、玉竹各 12 克，粳米 60 克。将沙参、玉竹用布包好煎汤，去渣，入粳米煮粥食，每天 1 次，连服数天。滋阴清热，宁心安神。适用于阴虚火旺所致的神经衰弱。

4. 瘦猪肉 250 克，莲子、百合各 25 克。共放砂锅内加水煮汤，调味服食，每天 1 次，连服数天。健脾养心，宁志安神。适用于心脾亏虚所致神经衰弱。

05 多梦

儿童在睡觉时容易说梦话、踢腿等。说梦话主要是由于睡眠时大脑主管语言的神经细胞的活动而引起的；而踢腿的动作，则是由大脑神经主管动作部分的活动而引起的，一般而言都是正常的，家长不必担心。但是，如果宝宝在做梦时有惊叫、梦游的现象，就应当格外留意了。这可能是由儿童的大脑神经发育不完全和疲劳、受惊吓、饮食不当等原因造成的。

刮痧穴位

心俞：背部，当第 5 胸椎棘突下，旁开 1.5 寸。

神门：腕横纹尺侧端，尺侧腕屈肌肌腱的桡侧凹陷处即是。

足三里：犊鼻穴下 3 寸，距胫骨前嵴 1 横指，当胫骨前肌上。

隐白：足拇指内侧，距爪甲 1 厘米处。

三阴交：小腿内侧，足内踝尖上 3 寸，胫骨内侧缘后方。

太冲：人体脚背部第 1、第 2 跖骨结合部之前凹陷处。

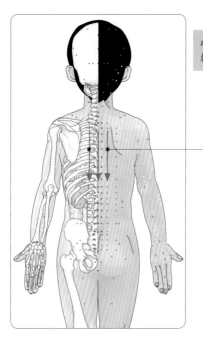

心俞：背部，当第5胸椎棘突下，旁开1.5寸

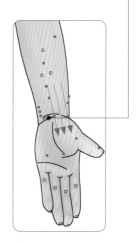

神门：腕横纹尺侧端，尺侧腕屈肌肌腱的桡侧凹陷处即是

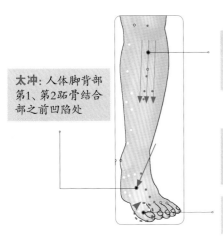
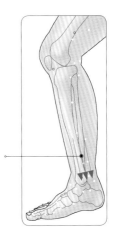

太冲：人体脚背部第1、第2跖骨结合部之前凹陷处

足三里：犊鼻穴下3寸，距胫骨前嵴1横指，当胫骨前肌上

三阴交：小腿内侧，足内踝尖上3寸，胫骨内侧缘后方

隐白：足拇指内侧，距爪甲1厘米处

父母刮痧

时间	运板	次数
10～15分钟	按揉法面刮法	20～30次

刮痧顺序

第一步，用面刮法刮拭背脊处的心俞穴；

第二步，用面刮法刮拭前臂阴面的神门穴；

第三步，用平面按揉法或面刮法刮拭小腿前外侧的足三里穴，用同样方法刮拭小腿阴面的三阴交穴；

第四步，用垂直按揉法刮拭足背上的太冲穴，用平面按揉法刮拭隐白穴。

食疗偏方

1. 绞股蓝红枣汤：绞股蓝 12 克，红枣 10 枚。分别洗净，加适量水同入锅中，用小火煮 20 分钟即可。每日 1 剂，吃枣喝汤。

2. 五味子山药安神糕：五味子 5 克，炒酸枣仁 5 克，山药 500 克，蜜枣 50 克，桂花蜜适量。将炒酸枣仁和五味子放入冷水中，大火煮开。煮开后，加入洗净的山药，盖上锅盖，中火再煮 15 分钟，捞出山药。将刚煮过的药材捞出，做成糕点。食用时，淋上一些桂花蜜。

3. 桂圆冰糖茶：桂圆 25 克，冰糖 10 克。把桂圆洗净，同冰糖放入茶杯中，冲入沸水，加盖闷一会儿即可饮用。每日 1 剂，随冲随饮，最后吃掉桂圆。

06 小儿失眠

小儿失眠失眠与多梦有着密切的联系，睡眠不沉的患儿即使在睡着之后也容易多梦。失眠多与白天遇到的情景有关，让孩子精神紧张，不容易进入睡眠状态。

刮痧穴位

百会：在头部，当前发际正中直上5寸，或两耳尖连线中点处。

风池：在项部，当枕骨之下，与风府相平，胸锁乳突肌与斜方肌上端之间的凹陷处。

肩井：在肩上，前直乳中，当大椎与肩峰端连线的中点上。

足三里：外膝眼下3寸，距胫骨前嵴1横指，当胫骨前肌上。

行间：在足背侧，当第1、2趾间，趾蹼缘的后方赤白肉际处。

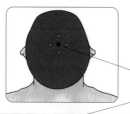

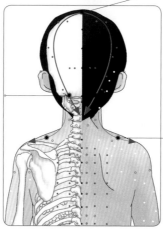

百会：在头部，当前发际正中直上5寸，或两耳尖连线中点处

风池：在项部，当枕骨之下，与风府相平，胸锁乳突肌与斜方肌上端之间的凹陷处

肩井：在肩上，前直乳中，当大椎与肩峰端连线的中点上

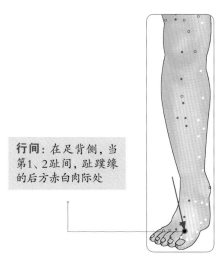

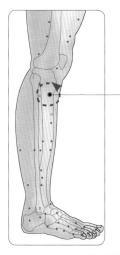

足三里：外膝眼下3寸，距胫骨前嵴1横指，当胫骨前肌上

行间：在足背侧，当第1、2趾间，趾蹼缘的后方赤白肉际处

父母刮痧

时间	运板	次数
10 ~ 15 分钟	平面按揉法 垂直按揉法 面刮法	20 ~ 30 次

刮痧顺序

第一步，用角刮法进行全头刮拭，并重点刮拭百会穴；

第二步，用面刮法刮拭肩上风池穴至肩井穴一带；

第三步，用平面按揉法刮拭小腿正前方的足三里穴；

第四步，用垂直按揉法刮拭第一、二跖骨之间的行间穴。

食疗偏方

1. 莴苣汁：莴苣汁性味同莴苣，苦，甘，凉。据有关资料，莴苣茎、叶、皮的乳白色浆液，具有镇静、安神的功效，可助儿童睡眠，临睡前，食服效果明显。

2. 半夏15克，秫米50克。用河中长流水、澄清，取清液煮秫米、半夏为粥样，但吃时去渣，只吃其汁一小杯。1日3次，连服3天，以见效为止。

3. 党参10克，黄芪12克，白术、茯神各9克，炒枣仁10克，桂圆肉12克，木香6克，甘草6克，当归9克，远志6克，生姜3片，大枣5枚。水煎服，1日1剂，早晚服。

4. 黄连10，朱砂15克，生地黄、当归各10克，炙甘草6克。水煎服，1日1剂，早晚服。本方清心、育阴、安神，适用于心肾不交所致的失眠。

07 癫痫

癫痫俗称"羊癫疯",是一种脑功能障碍综合征。患病原因复杂,一般认为先天遗传、胎中受惊后天产伤、脑伤以及风痰扰神、犯脑入心等都有可能导致癫痫。主要表现为反复发作的肌肉抽搐和意识障碍,且伴有感觉、情感、行为或自主神经功能异常。癫痫不仅严重影响儿童的身体健康,而且同时还会对孩子的精神以及智力造成严重威胁。

刮痧穴位

百会:头部,当前发际正中直上5寸,或两耳尖连线中点处。

风府:项部,当后发际正中直上1寸,枕外隆凸直下,两侧斜方肌之间凹陷处。

陶道:背部,当后正中线上,第1胸椎棘突下凹陷中。

身柱:背部,当后正中线上,第3胸椎棘突下凹陷中。

心俞:背部,当第5胸椎棘突下,旁开1.5寸。

肝俞:背部,当第9胸椎棘突下,旁开1.5寸。

鸠尾:上腹部,前正中线上,当胸剑结合部下1寸。

后溪:在手掌尺侧,微握拳,当小指本节(第5指掌关节)后的远侧掌横纹头赤白肉际处。

太冲:人体脚背部第1、第2跖骨结合部之前凹陷处。

丰隆:在小腿前外侧,当外踝尖上8寸,条口外,距胫骨前缘2横指。

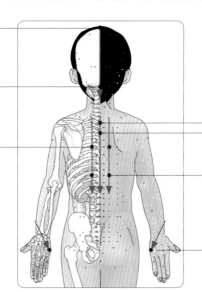

百会:头部,当前发际正中直上5寸,或两耳尖连线中点处

风府:头部,当前发际正中直上5寸,或两耳尖连线中点处

心俞:背部,当第5胸椎棘突下,旁开1.5寸

陶道:背部,当后正中线上,第1胸椎棘突下凹陷中

身柱:背部,当后正中线上,第3胸椎棘突下凹陷中

肝俞:背部,当第9胸椎棘突下,旁开1.5寸

后溪:在手掌尺侧,微握拳,当小指本节(第5指掌关节)后的远侧掌横纹头赤白肉际处

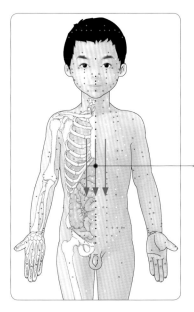

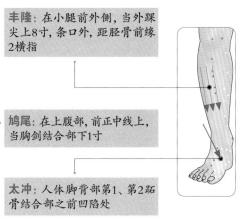

丰隆：在小腿前外侧，当外踝尖上8寸，条口外，距胫骨前缘2横指

鸠尾：在上腹部，前正中线上，当胸剑结合部下1寸

太冲：人体脚背部第1、第2跖骨结合部之前凹陷处

父母刮痧

时间	运板	次数
10 ~ 15 分钟	垂直按揉法 面刮法 角刮法	20 ~ 30 次

刮痧顺序

第一步，用角刮法刮拭头顶至后脑的百会穴；

第二步，用面刮法从上向下分段刮拭后颈部风府穴至脊背部陶道穴、身柱穴、心俞穴、肝俞穴，用同样的方法刮拭胸腹部的鸠尾穴；

第三步，用垂直按揉法刮拭尾指外侧的后溪穴；

第四步，用面刮法刮拭小腿前方的丰隆穴，用垂直按揉法刮拭足背的太冲穴。

食疗偏方

1. 黄瓜藤 50 克，煎汁去渣，放入川贝粉末 1 克调匀，1 次服完。每日 1 剂，15 ~ 20 天为 1 疗程，连服 2 ~ 3 个疗程。

2. 鸡蛋 1 枚，红蓖麻根 60 根，米醋 100 毫升。共置锅内，加水适量，文火慢熬 2 小时，食蛋，每日 1 次，10 ~ 15 天为 1 疗程。

3 黄豆 300 ~ 500 克，白胡椒 60 克，地龙 50 克，远志 15 克。共置锅内，加水 2000 毫升，用文火慢慢煮干，拣取黄豆晒干，瓶装备用。早晚各取 15 ~ 30 粒嚼服，疗程不限。

08 嗜睡

儿童的睡眠时间相对较长，但是对于一旦出现受刺激后就容易进入睡眠状态的孩子来说，这就是一种病理性的嗜睡。患有嗜睡的儿童容易感到疲劳、记忆力下降，对日常生活造成很大影响。

刮痧穴位

百会：头部，当前发际正中直上5寸，或两耳尖连线中点处。

风池：项部，当枕骨之下，与风府相平，胸锁乳突肌与斜方肌上端之间的凹陷处。

神门：腕横纹尺侧端，尺侧腕屈肌肌腱的桡侧凹陷处即是。

足三里：犊鼻穴下3寸，距胫骨前嵴1横指，当胫骨前肌上。

太冲：人体脚背部第1、第2跖骨结合部之前凹陷处。

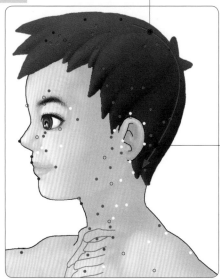

百会：头部，当前发际正中直上5寸，或两耳尖连线中点处

风池：项部，当枕骨之下，与风府相平，胸锁乳突肌与斜方肌上端之间的凹陷处

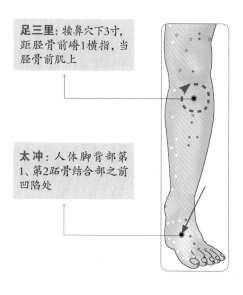

足三里：犊鼻穴下3寸，距胫骨前嵴1横指，当胫骨前肌上

太冲：人体脚背部第1、第2跖骨结合部之前凹陷处

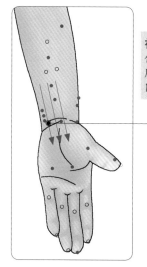

神门：腕横纹尺侧端，尺侧腕屈肌肌腱的桡侧凹陷处即是

父母刮痧

时间	运板	次数
10～15分钟	面刮法 平面按揉法 垂直按揉法 角刮法	20～30次

刮痧顺序

第一步，用角刮法刮拭头顶及后脑的百会穴和风池穴；

第二步，用面刮法刮拭前臂阴面的神门穴；

第三步，用平面按揉法刮拭小腿前侧刮拭足三里穴；

第四步，用垂直按揉法刮拭足背上的太冲穴。

食疗偏方

1. 核桃仁5个，佛手片5克，丹参10克。将丹参、佛手片加水适量煎煮至沸，去渣取汁，在此汁液中加入捣烂如泥的核桃仁拌匀，用小火煎煮10分钟，待温度适宜时即可饮用。

2. 十全大补汤：党参、白术、茯苓、熟地黄、当归、白芍各10克，黄芪12克，川芎5克，肉桂、甘草各3克。适用于嗜睡之气血不足的患儿。

3. 陈皮12克，藿香、厚朴、石菖蒲各10克，生姜5克，红枣10枚。适用于嗜睡之脾虚湿困的患儿。

09 儿童失语症

儿童失语症是指由于神经中枢病损导致的抽象信号思维障碍，从而丧失口语、文字的表达和领悟能力的病症，但是，失语症不包括由于意识障碍和普通的智力减退造成的语言症状，也不包括听觉、视觉、书写、发音等感觉和运动器官损害引起的语言、阅读和书写障碍。因先天或幼年疾病而导致学习困难，造成的语言功能缺陷也不属于失语症范畴。

刮痧穴位

哑门：项部，当后发际正中直上 0.5 寸，第 1 颈椎下。

廉泉：颈部，当前正中线上，结喉上方，舌骨上缘凹陷处。

天突：颈部，当前正中线上，胸骨上窝中央。

内关：前臂正中，腕横纹上 2 寸，在桡侧腕屈肌肌腱同掌长肌肌腱之间。

通里：在前臂掌侧，当尺侧腕屈肌肌腱的桡侧缘，腕横纹上 1 寸。

合谷：手背第 1、第 2 掌骨间，第 2 掌骨桡侧的中点处。

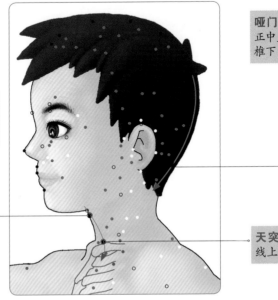

哑门：项部，当后发际正中直上0.5寸，第1颈椎下

廉泉：颈部，当前正中线上，结喉上方，舌骨上缘凹陷处

天突：颈部，当前正中线上，胸骨上窝中央

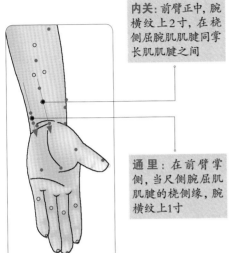

内关: 前臂正中, 腕横纹上2寸, 在桡侧屈腕肌肌腱同掌长肌肌腱之间

通里: 在前臂掌侧, 当尺侧腕屈肌肌腱的桡侧缘, 腕横纹上1寸

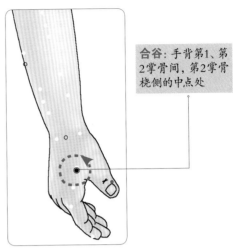

合谷: 手背第1、第2掌骨间, 第2掌骨桡侧的中点处

父母刮痧

时间	运板	次数
10 ~ 15 分钟	平面按揉法 面刮法 角刮法	20 ~ 30 次

刮痧顺序

第一步, 用单角刮法刮拭项部哑门穴;

第二步, 用面刮法从上而下刮拭前颈部的廉泉穴、天突穴;

第三步, 用面刮法刮拭前臂阴面内关穴、通里穴;

第四步, 用平面按揉法刮拭第1、第2掌骨间的合谷穴。

食疗偏方

1. 取梅花、绿茶各5克, 桂花2克。沸水250毫升, 温浸15分钟。代茶饮, 可坚持饮用。

2. 石菖蒲10克, 郁金、当归、赤芍、红花、桃仁、川芎、地龙各9克, 葛根20克, 黄芪25克, 蒲黄10克。每日1剂, 水煎服。饮15 ~ 20日。

⑩ 小儿癔病

小儿癔病多是由心理疾患引起的，容易受环境的影响，身体的疾患也可能会引发患儿不正常的癔病。

刮痧穴位

抑制型的刮痧穴位：

膻中：胸部，当前正中线上，平第4肋间，两乳头连线的中点。

人中：位于人体的面部，当人中沟的上 1/3 与中 1/3 交点处。

内关：前臂正中，腕横纹上 2 寸，在桡侧屈腕肌肌腱同掌长肌肌腱之间。

兴奋型的刮痧穴位：

膻中：胸部，当前正中线上，平第4肋间，两乳头连线的中点。

内关：前臂正中，腕横纹上 2 寸，在桡侧屈腕肌肌腱同掌长肌肌腱之间。

神门：腕横纹尺侧端，尺侧腕屈肌肌腱的桡侧凹陷处即是。

足三里：犊鼻穴下 3 寸，距胫骨前嵴 1 横指，当胫骨前肌上。

太冲：人体脚背部第 1、第 2 跖骨结合部之前凹陷处。

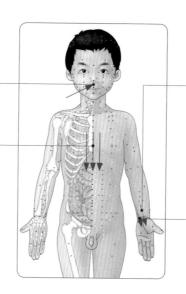

人中：位于人体的面部，当人中沟的上1/3与中1/3交点处

膻中：胸部，当前正中线上，平第4肋间，两乳头连线的中点

内关：前臂正中，腕横纹上2寸，在桡侧屈腕肌腱同掌长肌肌腱之间

神门：腕横纹尺侧端，尺侧腕屈肌肌腱的桡侧凹陷处即是

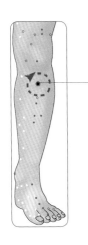

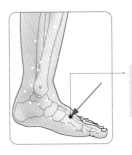

足三里：犊鼻穴下3寸，距胫骨前嵴1横指，当胫骨前肌上

太冲：人体脚背部第1、第2跖骨结合部之前凹陷处

父母刮痧

时间	运板	次数
10～15分钟	面刮法 点按法 平面按揉法 垂直按揉法	20～30次

刮痧顺序

抑制型的刮痧顺序：

第一步：用点按法刮拭鼻柱下的人中穴；

第二步，用面刮法刮拭两乳头中间的膻中穴；

第三步，用面刮法刮拭腕上两筋间的内关穴。

兴奋型的刮痧顺序：

第一步，用面刮法刮拭两乳头之间的膻中穴；

第二步，用面刮法刮拭腕上的内关穴、神门穴；

第三步，用平面按揉法刮拭小腿前外侧的足三里穴；

第四步，用垂直按揉法刮拭足背上的太冲穴。

食疗偏方

1. 小麦粳米粥：小麦 100 克，加清水 1000 毫升煮熟，去渣取汁；然后加入粳米 100 克、红枣 10 枚、冰糖适量慢熬成粥。分 1～2 次空腹服。

2. 核桃香蜜膏：核桃仁 120 克，黑芝麻 120 克，八角茴香、小茴香各 12 克焙干，共研末，放十锅中，加入麻油、冰糖、蜂蜜各 120 克，鲜牛奶 120 毫升，用小火慢熬两小时，使之成膏。每日服 3 次，每次 20～30 克。

3. 炙甘草 9 克，浮小麦 30 克，肥大枣 7 枚，炙百合 12 克，生地黄 15 克，首乌藤 18 克，鸡子黄 2 个 (分冲)，栀子 6 克，淡豆豉 12 克，莲子心 3 克，郁金 12 克，石菖蒲 9 克。水煎服。

11 急性感染性神经根炎

急性感染性神经根炎是一种主要损害多数脊椎脊神经根及神经末梢的病症，也常侵犯脑神经伴脑脊液蛋白细胞分离为特征的急性或亚急性疾病，夏秋季节多为高发期，4～6岁儿童发病较多。

刮痧穴位

曲池：在肘横纹外侧端，屈肘，当尺泽穴与肱骨外上髁连线中点。

外关：在前臂背侧，当阳池穴与肘尖的连线上，腕背横纹上2寸，尺骨与桡骨之间。

足三里：犊鼻穴下3寸，距胫骨前嵴1横指，当胫骨前肌上。

绝骨：小腿外侧，当外踝尖上3寸，腓骨前缘。

八邪：位于手背部，5个手指间的歧骨部中央。

八风：在足背侧，第1～5趾间，趾蹼缘后方赤白肉际处。

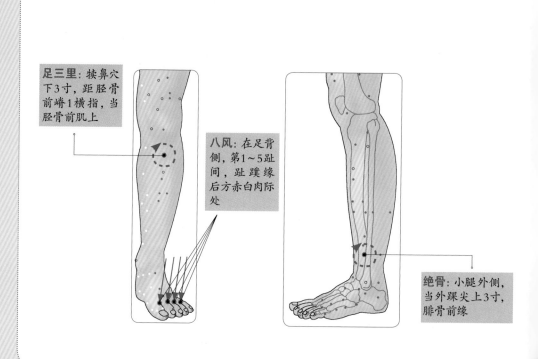

足三里：犊鼻穴下3寸，距胫骨前嵴1横指，当胫骨前肌上

八风：在足背侧，第1～5趾间，趾蹼缘后方赤白肉际处

绝骨：小腿外侧，当外踝尖上3寸，腓骨前缘

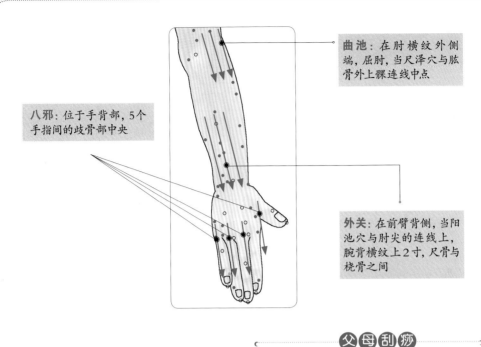

曲池：在肘横纹外侧端，屈肘，当尺泽穴与肱骨外上髁连线中点

八邪：位于手背部，5个手指间的歧骨部中央

外关：在前臂背侧，当阳池穴与肘尖的连线上，腕背横纹上2寸，尺骨与桡骨之间

父母刮痧

时间	运板	次数
10 ~ 15 分钟	平面按揉法 垂直按揉法 疏经理气法	20 ~ 30 次

刮痧顺序

第一步，用疏理经气法从上往下刮拭前臂阳面曲池穴、外关穴；

第二步，用垂直按揉法刮拭 5 指掌骨头之间的八邪穴；

第三步，用平面按揉法刮拭小腿前外侧的足三里穴和绝骨穴；

第四步，用垂直按揉法刮拭足 5 趾岐骨间的八风穴。

食疗偏方

1. 苍术、怀牛膝、茯苓、车前子各 9 克，黄柏、半夏各 6 克，薏苡仁、藿香各 25 克，金银花、泽泻各 12 克。每日 1 ~ 2 剂，水煎分早、晚服。

2. 人参 9 克，当归 10 克，黄芪 25 克，白术 6 克，柴胡、陈皮各 9 克，茯苓 12 克，升麻、炙甘草各 6 克。每日 1 ~ 2 剂，分两次服。

3. 制附子 10 克，熟地黄 9 克，肉苁蓉 9 克，麦冬 12 克，五味子 5 克，远志 5 克，石菖蒲 10 克，茯苓 15 克，黄芪 25 克，白芍 15 克，甘草 5 克。每日 1 剂，分两次服。

12 面部神经麻痹

面部神经麻痹是一侧面神经受到损害而产生的面部肌肉运动障碍，主要是由面神经风湿性疾患以及内耳疾病或寒冷、外伤或脑基底部炎症引起。面神经麻痹可以通过刮痧的方法进行治疗，多数能康复。

刮痧穴位

阳白：前额部，当瞳孔直上，眉上1寸。

听会：面部，当耳屏间切迹的前方，下颌骨髁突的后缘，张口有凹陷处。

风池：项部，当枕骨之下，与风府穴相平，胸锁乳突肌与斜方肌上端之间的凹陷处。

颊车：面颊部，下颌角前上方约1横指（中指），当咀嚼时咬肌隆起，按之凹陷处。

地仓：面部，口角外侧，上直对瞳孔。

内庭：足背当第2、第3跖骨结合部前方凹陷处。

翳风：耳垂后方，当乳突与下颌角之间的凹陷处。

睛明：面部，距目内眦角上方0.1寸的凹陷处即是。

合谷：手背第1、第2掌骨间，第2掌骨桡侧的中点处。

太阳：耳廓前面，前额两侧，外眼角延长线的上方，在两眉梢后凹陷处。

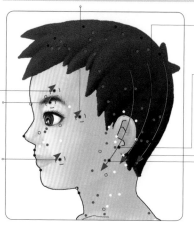

太阳：耳廓前面，前额两侧，外眼角延长线的上方，在两眉梢后凹陷处

阳白：前额部，当瞳孔直上，眉上1寸

睛明：面部，距目内眦角上方0.1寸的凹陷处即是

地仓：面部，口角外侧，上直对瞳孔

风池：项部，当枕骨之下，与风府穴相平，胸锁乳突肌与斜方肌上端之间的凹陷处

听会：面部，当耳屏间切迹的前方，下颌骨髁突的后缘，张口有凹陷处

翳风：耳垂后方，当乳突与下颌角之间的凹陷处

颊车：面颊部，下颌角前上方约1横指（中指），当咀嚼时咬肌隆起，按之凹陷处

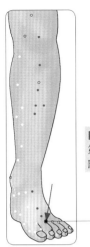

内庭：在足背当第2、第3跖骨结合部前方凹陷处

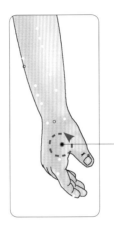

合谷：手背第1、第2掌骨间，第2掌骨桡侧的中点处

父母刮痧

时间	运板	次数
10 ~ 15分钟	面刮法 平面按揉法 垂直按揉法 角刮法	20 ~ 30次

刮痧顺序

第一步，用平面按揉法刮拭前额部阳白穴，并用刮痧板的角部平面按揉太阳穴；

第二步，用单角刮法刮拭耳朵周边的听会穴、颊车穴、翳风穴；

第三步，用平面按揉法刮拭面部睛明穴、地仓穴，用同样的方法刮拭项部的风池穴；

第四步，用垂直按揉法刮拭足趾内庭穴；

第五步，用平面按揉法刮拭第1、第2掌骨间的合谷穴。

食疗偏方

1. 大枣粥：大枣25克，粳米80克，冰糖适量，将大枣和粳米洗净，一同放入锅中煮至熟烂成粥即可。

2. 川芎白芷鱼头汤：川芎5克，白芷5克，鳙鱼头300克。葱段、胡椒、姜片、盐适量。先将洗净后的川芎、白芷、鱼头放入锅中，加入适量的清水，用武火煮沸，再将剩余的佐料放入锅中，以小火炖半小时，分早、晚两次食用。

13 小儿舞蹈病

小舞蹈病主要是由于与风湿热有关的弥漫性脑病变累及大脑、小脑、基底神经、脑干等，主要表现为全身或部分肌肉呈不自主地、不协调地运动，多见于四肢和面部。四肢肌肉抽搐会导致肢体屈曲、伸直、内收、外展等动作交替出现，面部肌肉抽搐可引起奇异面容、皱眉闭眼、耸肩缩颈、伸舌歪嘴、语言障碍。

刮痧穴位

风池：项部，风府穴两旁凹陷处。

大椎：第 7 颈椎与第 1 胸椎棘突之间。

合谷：第 1、第 2 掌骨凹陷中。

曲池：在肘横纹外侧端，屈肘，当尺泽穴与肱骨外上髁连线中点。

手三里：前臂背面桡侧，当阳溪穴与曲池穴连线上，肘横纹下 2 寸。

风市：膝上 5 寸，大腿外侧正中线上。

阳陵泉：小腿外侧，当腓骨小头前下方凹陷处。

绝骨：外踝尖上 2.5 寸，大筋之间、腓骨后缘。

足三里：犊鼻穴下 3 寸，距胫骨前嵴 1 横指处。

太冲：足背部，第 1、第 2 趾骨间隙后方凹陷处。

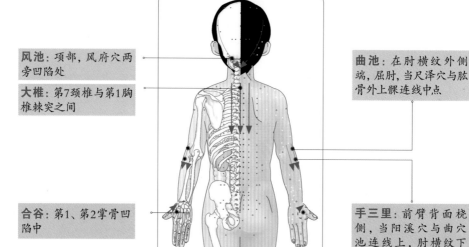

风池：项部，风府穴两旁凹陷处

大椎：第7颈椎与第1胸椎棘突之间

合谷：第1、第2掌骨凹陷中

曲池：在肘横纹外侧端，屈肘，当尺泽穴与肱骨外上髁连线中点

手三里：前臂背面桡侧，当阳溪穴与曲池穴连线上，肘横纹下2寸

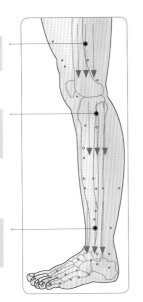

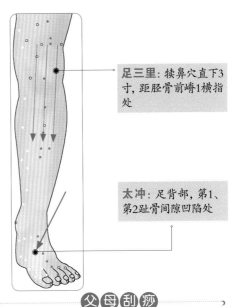

风市：膝上5寸，大腿外侧正中线上

阳陵泉：小腿外侧，当腓骨小头前下方凹陷处

绝骨：外踝尖上2.5寸，大筋之间、腓骨后缘

足三里：犊鼻穴直下3寸，距胫骨前嵴1横指处

太冲：足背部，第1、第2趾骨间隙凹陷处

父母刮痧

时间	运板	次数
10～15分钟	疏理经气法 面刮法 平面按揉法 垂直按揉法	20～30次

刮痧顺序

第一步，用面刮法刮拭后颈部的风池穴、大椎穴；

第二步，用疏理经气法从上而下刮拭手前臂大肠经的曲池穴、手三里穴，用平面按揉法刮拭合谷穴；

第三步，用面刮法刮拭腿部外侧的风市穴、阳陵泉穴和绝骨穴，用同样的方法刮拭小腿前外侧的足三里穴；

第四步，用垂直按揉法刮拭足背的太冲穴。

注意事项

注意：家长给孩子治疗儿童小舞蹈病的过程中，要注意坚持通过刮痧给孩子治疗，不能症状一缓解就停止刮痧，否则病情易复发，并可能引起其他并发症。舞蹈病发作期，应该卧床休息，保持环境安静，避免光线和噪音的刺激。在饮食上可吃些容易消化和营养丰富的食物，鼓励孩子加强身体锻炼，提高机体的抗病能力，早日恢复健康。

14 小儿麻痹——急性期

小儿麻痹，又称脊髓灰质炎，是急性传染病，由病毒入侵血液循环系统引起，部分病毒可侵入神经系统。患者主要症状是发热、全身不适，严重时肢体疼痛，发生瘫痪。1～6岁的儿童易发病。

刮痧穴位

大椎：人体的颈部下端，第7颈椎棘突下凹陷处。

身柱：背部，当后正中线上，第3胸椎棘突下凹陷中。

命门：在第2腰椎棘突与第3腰椎棘突之间。

风门：在背部，第2胸椎棘突下，旁开1.5寸。

曲池：在肘横纹外侧端，屈肘，当尺泽穴与肱骨外上髁连线中点处。

合谷：手背第1、第2掌骨间，第2掌骨桡侧的中点处。

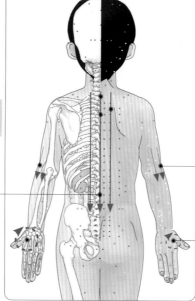

曲池：在肘横纹外侧端，屈肘，当尺泽穴与肱骨外上髁连线中点处

命门：在第2腰椎棘突与第3腰椎棘突之间

合谷：手臂第1、第2掌骨间，第2掌骨桡侧的中点处

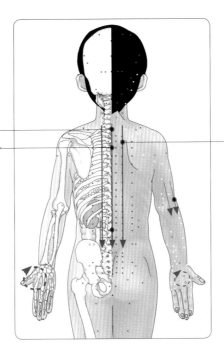

大椎：颈部下端，第7颈椎与第1胸椎棘突之间

风门：背部，第2胸椎棘突下，脊椎旁开1.2寸

身柱：背部，当后正中线上，第3胸椎棘突下凹陷中

父母刮痧

时间	运板	次数
10 ~ 15 分钟	面刮法 平面按揉法	20 ~ 30 次

刮痧顺序

第一步，用面刮法刮拭脊背部的大椎穴、风门穴、身柱穴；

第二步，用面刮法刮拭腰部的命门穴；

第三步，用面刮法刮拭前臂阳面的曲池穴，用平面按揉法刮拭合谷穴。

食疗偏方

1. 桑葚蛋糕：桑葚 30 克，女贞子 25 克，旱莲草 25 克，共煎汁，将汁同 500 克鸡蛋、300 克糖、200 克面粉和成面团，加入发面，待面发起后，加碱，试好酸碱度，做成糕上笼蒸熟即可。

2. 鲜百合、粳米各 50 克，白糖适量。米煮粥至半熟加入百合同煮至熟，调入白糖即成。

3. 山药、薏苡仁各 50 克，柿霜饼 20 克，山药、薏苡仁煮熬至熟，再将柿霜饼切碎入粥中，熬至熟烂即成。

第八章

内分泌系统疾病

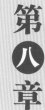

内分泌系统由内分泌腺和分布于其他器官的内分泌细胞组成，是机体的重要调节系统，它与神经系统相辅相成，共同调节机体的生长发育和各种代谢，维持内环境的稳定，并影响行为和控制生殖等。

儿童常见的内分泌系统疾病有：小儿盗汗、多汗、脚气、儿童地方性甲状腺肿。

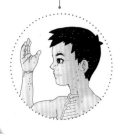

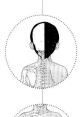

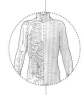

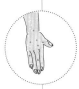

本章看点

- 小儿盗汗
- 小儿多汗
- 儿童地方性甲状腺肿
- 脚气

01 小儿盗汗

小儿盗汗表现为睡时出汗，醒来汗止。主要见于 2～6 岁体虚较弱者。因患儿的不同其出汗量也不同，主要原因为表虚不固、营卫不和或脾胃积热、肺虚痰热或阳气衰损。

刮痧穴位

大椎：人体的颈部下端，第 7 颈椎棘突下凹陷处。

合谷：手背第 1、第 2 掌骨间，第 2 掌骨桡侧的中点处。

后溪：在手掌尺侧，微握拳，当小指本节（第 5 指掌关节）后的远侧掌横纹头赤白肉际。

阴郄：在前臂掌侧，当尺侧腕屈肌肌腱的桡侧缘，腕横纹上 0.5 寸。

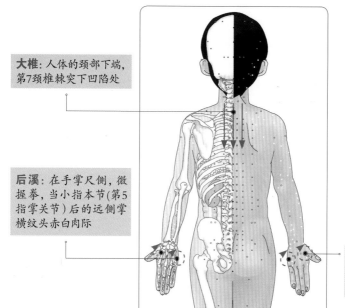

大椎：人体的颈部下端，第7颈椎棘突下凹陷处

后溪：在手掌尺侧，微握拳，当小指本节(第5指掌关节)后的远侧掌横纹头赤白肉际

合谷：手背第1、第2掌骨间，第2掌骨桡侧的中点处

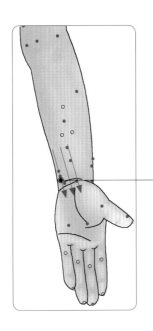

阴郄：在前臂掌侧，当尺侧腕屈肌肌腱的桡侧缘，腕横纹上0.5寸

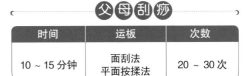

时间	运板	次数
10 ~ 15 分钟	面刮法 平面按揉法	20 ~ 30 次

刮痧顺序

第一步，用面刮法刮拭脊椎处的大椎穴；

第二步，用平面按揉法刮拭手拇指与食指间的合谷穴和小指外侧的后溪穴；

第三步，用面刮法刮拭腕部的阴郄穴。

食疗偏方

1. 猪排骨1000克，太子参50克。炖汤分数次食用，可治疗生理性盗汗或由缺钙引起的盗汗。

2. 枸杞饮：枸杞根皮15克，小麦6克，麦冬6克。将以上3味加水煎煮至麦熟，取汁，去渣，分次饮用。

3. 核桃芝麻蜜：核桃肉20克，黑芝麻12克（炒香），蜂蜜30毫升，先将核桃肉、芝麻研细末，加入蜂蜜调匀，每日1剂，分2次用开水送服。

02 小儿多汗

小儿多汗分为两种，一种是生理性多汗，指孩子发育良好，身体健康，无任何疾病引起的睡眠中出汗。一种是病理性多汗，是在小儿安静状态下出现的，如睡眠时全身或半身出汗多。小儿病理性多汗主要是由疾病引起的，如小儿佝偻病、结核病、风湿热、神经系统病等都可引起患儿多汗。

刮痧穴位

喘息：第7颈椎棘突下，旁开0.5～1寸。

肾俞：腰部，第2腰椎棘突下，旁开1.5寸。

复溜：小腿内侧，太溪直上2寸，跟腱的前方。

后溪：手掌尺侧，微握拳，当小指本节（第5指掌关节）后的远侧掌横纹头赤白肉际。

气海：下腹部，前正中线上，当脐中下1.5寸。

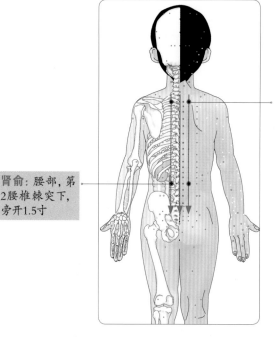

喘息：第7颈椎棘突下，旁开0.5～1寸

肾俞：腰部，第2腰椎棘突下，旁开1.5寸

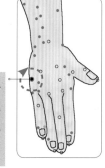

后溪：手掌尺侧，微握拳，当小指本节（第5指掌关节）后的远侧掌横纹头赤白肉际

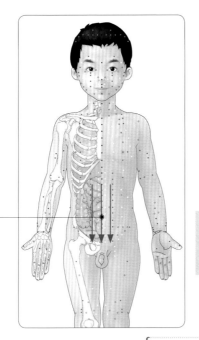

气海：下腹部，前正中线上，当脐中下1.5寸

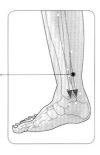

复溜：小腿内侧，太溪直上2寸，跟腱的前方

父母刮痧

时间	运板	次数
10～15分钟	面刮法 平面按揉法	20～30次

刮痧顺序

第一步，用面刮法刮拭颈椎上的喘息穴，用同样方法刮拭腰椎的肾俞穴；

第二步，用平面按揉法刮拭小指外侧的后溪穴；

第三步，用面刮法刮拭小腹的气海穴和小腿内侧的复溜穴。

食疗偏方

1. 气阴两虚型的小儿多汗，主要表现为寐则多汗、形瘦肢冷、神萎倦睡、口渴便干等症状。可取黑豆30克、桂圆肉10克、红枣30克煮汤食，1日分2次食完，15天为1疗程。

2. 营卫不和型的小儿多汗，主要表现为汗出遍身、胃口不佳、面色倦白等症状。可取黄芪15克、红枣20枚，加水煮汤食，每日1剂，分2～3次自助饮食。连服15天为1疗程。

3. 黄芪红枣太子参汤：取黄芪12克、太子参12克、红枣15枚，加水适量，先用大火烧开后改用小火煮1小时左右，喝汤吃红枣，有益气固表止汗作用。

03 儿童地方性甲状腺肿

地方性甲状腺肿也称缺碘性甲状腺肿，在流行地区，男女老幼都有可能患病，主要原因是由土壤、水以及食物中缺碘造成的，表现为甲状腺肿大，并且儿童会有发育迟缓、个子矮小、智力落后、易疲劳等状况。现多采用食盐加碘的做法来预防该病，效果显著。

刮痧穴位

天柱：在项部大筋（斜方肌）外缘之后发际凹陷中，约当后发际正中旁开1.3寸。

风池：后颈部，后头骨下，两条大筋外缘陷窝中，与耳垂齐平。

肩井：肩上，前直乳中，大椎与肩峰端连线的中点，即乳头正上方与肩线交接处。

曲池：屈肘成直角，在肘横纹外侧端与肱骨外上髁连线中点处。

合谷：手背第1、第2掌骨间，第2掌骨桡侧的中点处。

足三里：犊鼻穴下3寸，距胫骨前嵴1横指，当胫骨前肌上。

风池：后颈部，后头骨下，两条大筋外缘陷窝中，与耳垂齐平

天柱：在项部大筋（斜方肌）外缘之后发际凹陷中，约当后发际正中旁开1.3寸

肩井：肩上，前直乳中，大椎与肩峰端连线的中点，即乳头正上方与肩线交接处

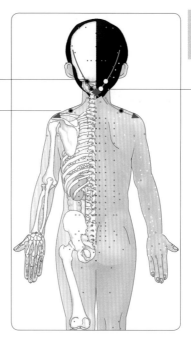

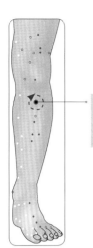

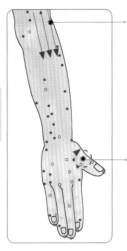

足三里：犊鼻穴下3寸，距胫骨前嵴1横指，当胫骨前肌上

曲池：屈肘成直角，在肘横纹外侧端与肱骨外上髁连线中点处

合谷：手背第1、第2掌骨间，第2掌骨桡侧的中点处

父母刮痧

时间	运板	次数
10～20分钟	平面按揉法 面刮法	20～30次

刮痧顺序

第一步，用面刮法刮拭后脑部的天柱穴、风池穴一带；

第二步，用面刮法刮拭肩上的肩井穴一带；

第三步，用面刮法刮拭小手臂仰面的曲池穴，用平面按揉法刮拭合谷穴；

第四步，用平面按揉法刮拭小腿前外侧的足三里穴。

食疗偏方

1. 紫菜粥：干紫菜20克，猪肉末50克，精盐3克，味精1克，葱花5克，胡椒粉2克，麻油15毫升，粳米100克。将所有材料洗净，放入锅中熬煮成粥，加调味料调味即成。

2. 海带排骨汤：海带60克，排骨200克，黄酒5毫升，精盐3克，味精1克，白糖、葱段、姜片各适量。加水煮汤，喝汤吃肉，有助补碘补钙。

04 脚气

脚气病为维生素 B₁ 缺乏症，主要累及神经系统、心血管系统，可发为水肿浆液渗出，主要表现为多发性神经炎、食欲不振、大便秘结，严重时可出现心力衰竭。孕妇如果缺乏维生素B₁，新生儿可患先天性脚气病，表现为哭声无力、神情萎靡、吸吮力弱、水肿、嗜睡。

刮痧穴位

足三里：犊鼻穴下3寸，距胫骨前嵴1横指，当胫骨前肌上。

解溪：在足背与小腿交界处的横纹中央凹陷处，当拇长伸肌肌腱与趾长伸肌肌腱之间。

三阴交：小腿内侧，足内踝尖上3寸，胫骨内侧缘后方。

悬钟：小腿外侧，当外踝尖上3寸，腓骨前缘。

八风：足背侧，第1～5趾间，趾蹼缘后方赤白肉际处。

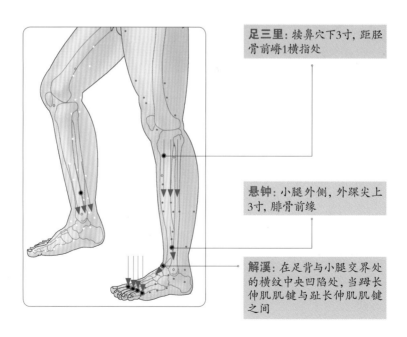

足三里：犊鼻穴下3寸，距胫骨前嵴1横指处

悬钟：小腿外侧，外踝尖上3寸，腓骨前缘

解溪：在足背与小腿交界处的横纹中央凹陷处，当拇长伸肌肌腱与趾长伸肌肌腱之间

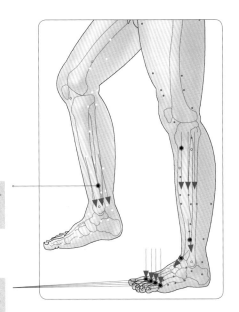

三阴交: 小腿内侧，足内踝尖上3寸，胫骨内侧缘后方

八风: 足背侧，第1～5趾间，趾蹼缘后方赤白肉际处

父母刮痧

时间	运板	次数
10～15分钟	面刮法 平面按揉法 垂直按揉法	20～30次

刮痧顺序

第一步，用面刮法从上到下分段刮拭小腿前外侧的足三里穴和小腿外侧的悬钟穴；

第二步，用面刮法或平面按揉法刮拭小腿内侧的三阴交穴；

第三步，用面刮法刮拭足背屈处的解溪穴，用垂直按揉法刮拭足第1～5趾间的八风穴。

食疗偏方

1. 鲜海带100克（干品减半），米醋适量。将海带洗净，先蒸一下，然后放入锅内，加适量米醋，置文火上煮。海带熟后即可服用。

2. 紫菜（干品）12克，瘦猪肉100克，香油、盐、味精适量。将紫菜浸泡后洗净，瘦猪肉洗净切片，两者一起放入锅内，加清水适量，置文火上炖煮。猪肉熟后，加油、盐、味精调味即可服食。

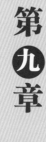

第九章 循环系统疾病

循环系统是由生物体的细胞外液（包括血浆、淋巴和组织液）及其借以循环流动的管道组成的系统，是生物体内的运输系统。它将消化道吸收的营养物质和肺吸进的氧输送到各组织器官并将各组织器官的代谢产物通过同样的途径输入血液，经肺、肾排出。输送热量到身体各部以起到保持体温、调节功能的作用。

儿童常见的循环系统疾病有：冻疮、落枕、小儿破伤风、贫血、腓肠肌痉挛、过敏性紫癜、风湿性心脏病、白血病。

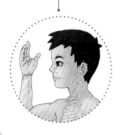

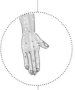

本章看点

- 小儿落枕
- 风湿性心脏病
- 过敏性紫癜
- 贫血
- 白血病
- 风湿性关节炎
- 腓肠肌痉挛

01 小儿落枕

小儿落枕或称"失枕"，是一种常见病，主要表现为入睡前并无任何症状，晨起后却感到项背部明显酸痛，颈部活动受限，病因一般起于睡眠之后，与睡枕及睡眠姿势有密切关系，因此预防落枕很重要，首先枕头不宜过高过硬，睡觉时被子盖好颈部，夏不吹扇，冬不对窗，并经常给孩子做颈部的刮痧运动。

刮痧穴位

风池：后颈部，后头骨下，两条大筋外缘陷窝中，相当于耳垂齐平。

肩井：肩上，前直乳中，大椎与肩峰端连线的中点，即乳头正上方与肩线交接处。

外关：在前臂背侧，当阳池与肘尖的连线上，腕背横纹上2寸，尺骨与桡骨之间。

悬钟：在小腿外侧，当外踝尖上3寸，腓骨前缘。

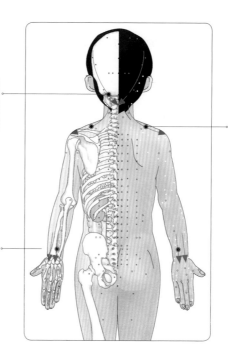

风池：后颈部，后头骨下，两条大筋外缘陷窝中，相当于耳垂齐平

肩井：肩上，前直乳中，大椎与肩峰端连线的中点，即乳头正上方与肩线交接处

外关：在前臂背侧，当阳池与肘尖的连线上，腕背横纹上2寸，尺骨与桡骨之间

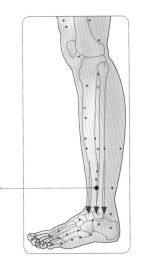

悬钟：在小腿外侧，当外踝尖上3寸，腓骨前缘

父母刮痧

时间	运板	次数
10 ~ 15 分钟	面刮法	20 ~ 30 次

刮痧顺序

第一步，用面刮法刮拭后颈部的风池穴，并沿颈椎从上往下刮拭风池穴一带；

第二步，用面刮法刮拭腕关节的背面的外关穴；

第三步，用面刮法刮拭小腿外侧的外脚踝上方的悬钟穴。

食疗偏方

1. 冷敷：一般落枕都属于急性损伤，多见局部疼痛、僵硬。这样，在6小时内只能用冷敷。可用毛巾包裹细小冰粒敷患处，每次15~20分钟，每2 ~ 3小时1次，严重者可每小时敷一次。

2. 热敷：采用热水袋、电热手炉、热毛巾及红外线灯泡照射均可起到止痛作用。必须注意防止烫伤。

3. 醋敷：取食醋100克，加热至不烫手为宜，然后用纱布蘸热醋在颈背痛处热敷，可用两块纱布轮换进行，痛处保持湿热感，同时活动颈部，每次20分钟，每日2至3次，两日内可治愈。

02 风湿性心脏病

风湿性心脏病又称风湿性心瓣膜病。此病是由风湿病引起的慢性心瓣膜损害，形成瓣膜口狭窄或关闭不全，或瓣膜狭窄与关闭不全同时存在，导致血流动力改变，最后心脏功能代偿不全，形成充血性心力衰竭的一种病症。风湿性心脏病是最常见的一种心脏病，儿童和青少年中发病率高，5～15岁多见。这种病症若通过手术治疗，极易发生链球菌感染，从而引起病情的新变化。

刮痧穴位

心俞：背部，当第5胸椎棘突下，旁开1.5寸。

灵台：背部，当后正中线上，第6胸椎棘突下凹陷中。

巨阙：上腹部，前正中线上，当脐中上6寸。

郄门：前臂掌侧，当曲泽穴与大陵的连线上，腕横纹上5寸。

神门：腕横纹尺侧端，尺侧腕屈肌肌腱的桡侧凹陷处即是。

期门：当乳头直下，前正中线旁开4寸。

小海：肘内侧，当尺骨鹰嘴与肱骨内上髁之间凹陷处。

足三里：犊鼻穴下3寸，距胫骨前嵴1横指，当胫骨前肌上。

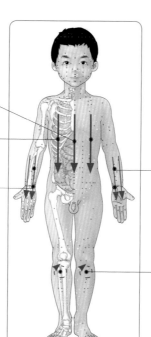

巨阙：上腹部，前正中线上，当脐中上6寸

期门：当乳头直下，前正中线旁开4寸

神门：腕横纹尺侧端，尺侧腕屈肌肌腱的桡侧凹陷处即是

郄门：前臂掌侧，当曲泽穴与大陵穴的连线上，腕横纹上5寸

足三里：犊鼻穴下3寸，距胫骨前嵴1横指，当胫骨前肌上

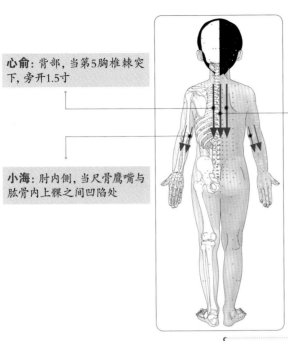

心俞：背部，当第5胸椎棘突下，旁开1.5寸

灵台：背部，当后正中线上，第6胸椎棘突下凹陷中

小海：肘内侧，当尺骨鹰嘴与肱骨内上髁之间凹陷处

父母刮痧

时间	运板	次数
10 ~ 20 分钟	面刮法 疏理经气法 平面按揉法	20 ~ 30 次

刮痧顺序

第一步，用面刮法刮拭脊背部心俞穴、灵台穴，用同样的方法刮拭腹部巨阙穴、期门穴；

第二步，用疏理经气法刮拭法刮拭前臂阴面的郄门穴、神门穴，用同样的方法刮拭前臂阳面小海穴；

第三步，用平面按揉法刮拭小腿前外侧足三里穴。

食疗偏方

1. 薏苡仁海带鸡蛋汤：海带20克，薏苡仁15克，鸡蛋2枚，食油、味精、盐、胡椒粉适量。先将洗净后的海带、薏苡仁放入高压锅加入适量的水旺火煮烂，再用食油将鸡蛋炒熟，立即将海带、薏苡仁连汤倒入，加入的佐料炖煮3~5分钟即可。

2. 梅花9克，粳米60~100克。粳米淘洗干净，加水煮粥，待粥半熟时，加入梅花、少许砂糖同煮为粥。早餐服用，每日1次，连服7天。

03 过敏性紫癜

过敏性紫癜是小儿出血性疾病中常见的一种病症。临床上以血液溢于皮肤、黏膜之下，出现青紫、瘀点、瘀斑，压之不褪色为特征，表现症状是血小板不减少，常伴有腹痛和关节症状，并有发热、头痛及食欲不振，偶尔以腹绞痛或关节痛为主要表现，最早的皮肤表现为小而分散的瘀点式荨麻疹样皮疹，一般在一天以内变为出血性皮疹。

刮痧穴位

大椎：人体的颈部下端，当第 7 颈椎棘突下凹陷处。

大杼：背部，当第 1 胸椎棘突下，旁开 1.5 寸。

肾俞：腰部，当第 2 腰椎棘突下，旁开 1.5 寸。

阳陵泉：人体的膝盖斜下方，小腿外侧之腓骨小头稍前凹陷中。

足三里：犊鼻穴下 3 寸，距胫骨前嵴 1 横指处。

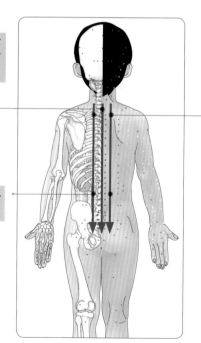

大椎：人体的颈部下端，当第7颈椎棘突下凹陷处

大杼：背部，当第1胸椎棘突下，旁开1.5寸

肾俞：腰部，当第2腰椎棘突下，旁开1.5寸

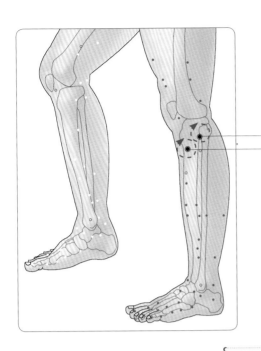

足三里：犊鼻穴下3寸，距胫骨前嵴1横指处

阳陵泉：人体的膝盖斜下方，小腿外侧之腓骨小头稍前凹陷中

父母刮痧

时间	运板	次数
10～15分钟	面刮法 平面按揉法	20～30次

刮痧顺序

第一步，用面刮法刮拭脊背部大椎穴、大杼穴；

第二步，用面刮法刮拭腰部肾俞穴；

第三步，用平面按揉法刮拭小腿外侧阳陵泉穴和前外侧足三里穴。

食疗偏方

1. 黑木耳、白木耳各50克，紫米75克。熬成浓羹，早晚分食。

2. 红枣100克，兔肉500克，红糖适量。将兔肉洗净切成小块，同红枣、红糖一起放锅内隔水炖熟，至肉烂即可。分3次服完。

3. 大枣500克。大枣洗净、生食，每次10枚，每日3次，连续食用。

04 贫血

贫血是小儿常见的病症。引起贫血的原因较为复杂，缺铁、铅中毒、饮食精细等情况都有可能造成贫血。缺铁性贫血患儿在应饮食上多加注意，治愈率高，但再生障碍性贫血治疗比较困难，家长需要更多的耐心。小儿贫血在早期常常被家长忽视，到确诊时，贫血程度已经很重。家长通过刮痧的方式，一般 2 ~ 3 个月可以初见疗效。

刮痧穴位

百会：头部，当前发际正中直上 5 寸，或两耳尖连线中点处。

天柱：项部，大筋（斜方肌）外缘之后发际凹陷中，约当后发际正中旁开 1.3 寸。

风池：项部，当枕骨之下，与风府相平，胸锁乳突肌与斜方肌上端之间的凹陷处。

侠溪：足背外侧，当第 4、第 5 趾间，趾蹼缘后方赤白肉际处。

三阴交：小腿内侧，当足内踝尖上 3 寸，胫骨内侧缘后方。

涌泉：足底，足趾骨中央微前方。

天柱：项部，大筋（斜方肌）外缘之后发际凹陷中，约当后发际正中旁开1.3寸

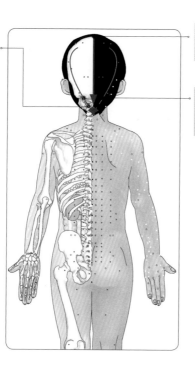

百会：头部，当前发际正中直上5寸，或两耳尖连线中点处

风池：项部，当枕骨之下，与风府相平，胸锁乳突肌与斜方肌上端之间的凹陷处

三阴交：小腿内侧，当足内踝尖上3寸，胫骨内侧缘后方

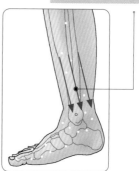

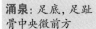

涌泉：足底，足趾骨中央微前方

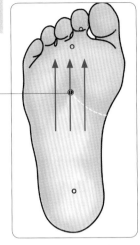

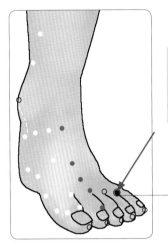

侠溪：足背外侧，当第4、第5趾间，趾蹼缘后方赤白肉际处

父母刮痧

时间	运板	次数
10 ~ 15 分钟	角刮法 面刮法 垂直按揉法	20 ~ 30 次

刮痧顺序

第一步，用单角刮法刮拭整个头部，并重点刮拭头顶部百会穴，以及颈部的天柱穴和风池穴；

第二步，用面刮法刮拭内脚踝上方三阴交穴；

第三步，用垂直按揉法刮拭第4、第5趾骨结合部的侠溪穴；

第四步，用面刮法刮拭脚底部、弯屈五趾时凹下部位的涌泉穴。

食疗偏方

1. 桂圆枸杞粥：将桂圆肉、枸杞、血糯米各15克。分别洗净，同入锅，加水适量，大火煮沸后改小火煨煮，至米烂汤稠即可，每日1剂，分早、晚2次吃完。经常食用有效。

2. 党参10克，茯苓10克，白术9克，黄芪9克，当归10克，赤芍10克，黄精9克，生阿胶9克，扁豆10克，山药10克。水煎服，每日2次，每次100毫升。

3. 糯米300克，薏苡仁35克，大枣20枚，莲子20克，山药30克，白扁豆25克。煮烂粥服食。

05 白血病

白血病是一种造血系统病变的恶性增生性疾病，主要表现为骨髓或其他造血组织中的某种血细胞异常增生，并扩散到全身的各组织、器官，伴有发热、贫血、出血、肝脾及淋巴结肿大等现象。小儿白血病多为急性，其治疗应采用多种治疗方法，中西医结合，刮痧疗法是疗效显著的方案之一。

刮痧穴位

大椎：人体的颈部下端，当第 7 颈椎棘突下凹陷处。
心俞：背部，当第 5 胸椎棘突下，旁开 1.5 寸。
中脘：上腹部，前正中线上，当脐中上 4 寸。
足三里：犊鼻穴下 3 寸，距胫骨前嵴 1 横指，当胫骨前肌上。
悬钟：小腿外侧，当外踝尖上 3 寸，腓骨前缘。
血海：屈膝，在大腿内侧，髌底内侧端上 2 寸，股四头肌内侧头的隆起处。

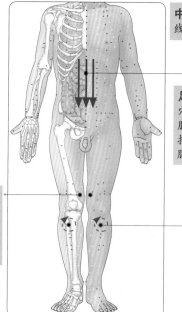

中脘：上腹部，前正中线上，当脐中上 4 寸

足三里：犊鼻穴下 3 寸，距胫骨前嵴 1 横指，当胫骨前肌上

血海：屈膝，在大腿内侧，髌底内侧端上 2 寸，股四头肌内侧头的隆起处

悬钟：小腿外侧，当外踝尖上 3 寸，腓骨前缘

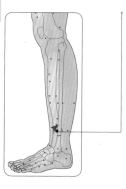

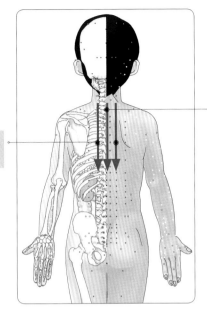

大椎：人体的颈部下端，当第7颈椎棘突下凹陷处

心俞：背部，当第5胸椎棘突下，旁开1.5寸

父母刮痧

时间	运板	次数
10～15分钟	面刮法 平面按揉法	20～30次

刮痧顺序

第一步，用面刮法刮拭脊背部大椎穴和心俞穴，用同样方法刮拭前胸的中脘穴；

第二步，用面刮法刮拭大腿内侧血海穴；

第三步，用平面按揉法或面刮法刮拭小腿前外侧足三里穴和小腿外侧悬钟穴。

食疗偏方

1. 荠菜粥：鲜嫩荠菜 100～200 克，粳米 100 克，白糖 20 克，精盐、食油适量。将荠菜洗净切碎，压榨取汁，粳米淘洗净入锅大火烧沸，转为小火熬煮到米熟，下入白糖、食油、精盐、菜汁，继续用小火熬煮到米烂成粥，即可食用。早、晚餐服食，每日 1～2 次。

2. 鸡血 35 克，芦笋 50～70 克。同煮服食不拘时，具益血填髓之功。适应于由化疗导致的骨髓抑制、精血不生。适合处于化疗期间的患者。

3. 香蕈、玉兰片、虾子各 30 克，调味品适量，葡萄汁 50 毫升。诸品加调料炒熟，入葡萄汁即可服用。本方具益气补血之功。适应于化疗后贫血者。

06 风湿性关节炎

小儿的风湿性关节炎多以侵犯小关节为特点，并以急性者多见，主要为风湿热，严重时可发生关节肿胀、僵硬、畸形，甚至有腰酸背痛、筋脉聚集的症状。体质虚弱、腠理不密、卫外不固，风、寒、湿邪乘虚而入，流入经络、关节，导致气血运行不畅。

刮痧穴位

大杼：背部，当第 1 胸椎棘突下，旁开 1.5 寸。

血海：屈膝，在大腿内侧，髌骨内侧端上 2 寸，当股四头肌内侧头的隆起处。

阴陵泉：胫骨内侧髁下缘凹陷中。

梁丘：屈膝，大腿前面，当髂前上棘与髌底外侧端的连线上，髌底上 2 寸。

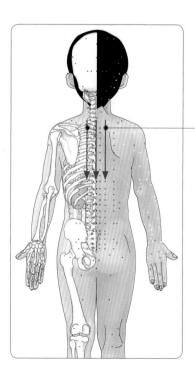

大杼：背部，当第1胸椎棘突下，旁开1.5寸

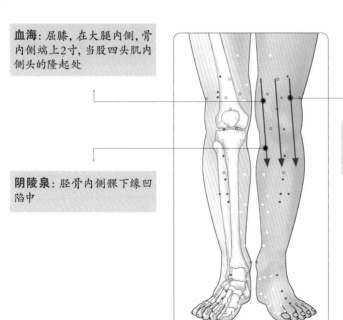

血海：屈膝，在大腿内侧，骨内侧端上2寸，当股四头肌内侧头的隆起处

梁丘：屈膝，大腿前面，当髂前上棘与髌底外侧端的连线上，髌底上2寸

阴陵泉：胫骨内侧髁下缘凹陷中

父母刮痧

时间	运板	次数
10～15分钟	面刮法	20～30次

刮痧顺序

第一步，用面刮法刮拭患病的相关关节穴位；

第二步，用面刮法刮拭膀胱经的大杼穴。

食疗偏方

1.防风薏苡仁粥：防风12克，薏苡仁30克。水煮，每日1次，连服1周。

2.川芎茶：川芎3克、茶叶6克。共研细末，和匀，开水冲泡，代茶频饮。每月1次，常服。

3.猪脚伸筋汤：薏苡仁、木瓜各60克，伸筋草、千年健各50g，用纱布包好，与猪脚1～2只，放于锅内，文火煨烂，去渣，不放盐。喝汤吃肉，分两餐食用。

腓肠肌痉挛

腓肠肌痉挛俗称腿肚抽筋，是由于突然受到风寒、冷水刺激或缺钙等原因而引发的小腿肚抽筋，主要表现为发作时局部疼痛难忍、腿不能伸直。此症采用刮痧疗法的效果最好。

刮痧穴位

承筋：人体的小腿后面，当委中穴与承山穴的连线上，腓肠肌肌腹中央，委中穴下5寸处即是。

承山：小腿后面正中，委中穴与昆仑穴之间，当伸直小腿和足跟上提时腓肠肌肌腹下出现凹陷处即是。

外丘：小腿外侧，当外踝尖上7寸，腓骨前缘，平阳交。

外踝尖：足外侧面，外踝的凸起处。

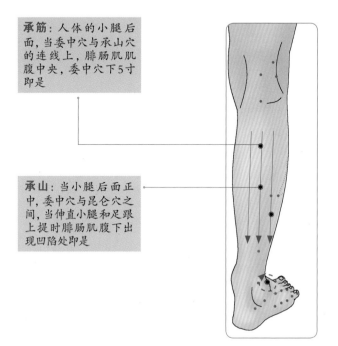

承筋：人体的小腿后面，当委中穴与承山穴的连线上，腓肠肌肌腹中央，委中穴下5寸即是

承山：当小腿后面正中，委中穴与昆仑穴之间，当伸直小腿和足跟上提时腓肠肌腹下出现凹陷处即是

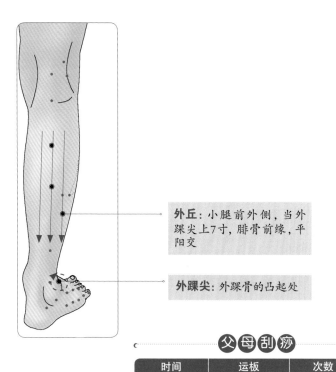

外丘：小腿前外侧，当外踝尖上7寸，腓骨前缘，平阳交

外踝尖：外踝骨的凸起处

父母刮痧

时间	运板	次数
10 ~ 15 分钟	面刮法 平面按揉法	20 ~ 30 次

刮痧顺序

第一步，用面刮法刮拭小腿阴面的承筋穴、承山穴；

第二步，用面刮法刮拭小腿外侧外丘穴至外踝尖穴一带的位置。

食疗偏方

1. 蚕砂 15 克（包煎），木瓜 20 克，桂枝 9 克，薏苡仁 30 克，苍术 9 克，茯苓 15 克，炙甘草 6 克。共 3 剂，水煎服。

2. 当归 15 克，生地黄、熟地各 20 克，白芍 15 克，川芎 5 克，木瓜 20 克，怀牛膝 10 克，桑寄生 12 克，续断 10 克，桂枝 10 克，独活 10 克。水煎服。

第十章 皮肤疾病

皮肤指身体表面包在肌肉外面的组织，是人体最大的器官，主要承担着保护身体、排汗、感觉冷热和压力的功能。皮肤覆盖全身，它使体内各种组织和器官免受物理性、机械性、化学性和病原微生物性的侵袭。人的皮肤由表皮、真皮、皮下组织三层组成。

儿童常见的皮肤疾病有：小儿湿疹、小儿带状疱疹、荨麻疹、小儿丹毒。

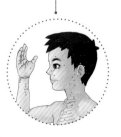

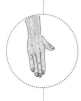

本章看点

- 小儿荨麻疹
- 小儿湿疹
- 小儿丹毒
- 小儿带状疱疹
- 儿童麻风病
- 小儿破伤风
- 冻疮

01 小儿荨麻疹

荨麻疹是一种过敏性皮肤病，中医认为风邪为主要的发病因素，同时又与饮食有着密切的关系。儿童过量摄入荤腥、厚味或者肠道内有寄生虫都有可能发病，主要表现为局部性水肿，并伴有瘙痒和烧灼的感觉。

刮痧穴位

百会：头部，当前发际正中直上 5 寸，或两耳尖连线中点处。

大肠俞：腰部，当第 4 腰椎棘突下，旁开 1.5 寸。

肩髃：臂外侧，三角肌上，当臂外展或向前平伸时，当肩峰前下方向凹陷处。

曲池：屈肘成直角，在肘横纹外侧端与肱骨外上髁连线中点处。

肝俞：背部，当第 9 胸椎棘突下，旁开 1.5 寸。

血海：屈膝，在大腿内侧，髌底内侧端上 2 寸，当股四头肌内侧头的隆起处。

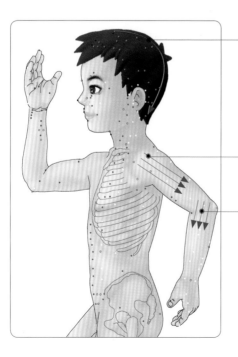

百会：头部，当前发际正中直上 5 寸，或两耳尖连线中点处

肩髃：臂外侧，三角肌上，当臂外展或向前平伸时，当肩峰前下方向凹陷处

曲池：屈肘成直角，在肘横纹外侧端与肱骨外上髁连线中点处

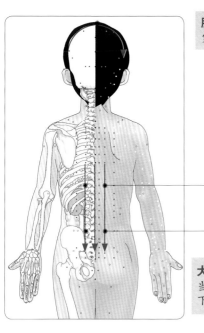

肝俞：背部，当第9胸椎棘突下，旁开1.5寸

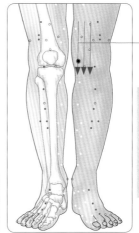

血海：屈膝，在大腿内侧，髌底内侧端上2寸，当股四头肌内侧头的隆起处

大肠俞：腰部，当第4腰椎棘突下，旁开1.5寸

父母刮痧

时间	运板	次数
10～15分钟	角刮法 平面按揉法 面刮法	20～30次

刮痧顺序

第一步，用角刮法刮拭头部的百会穴；

第二步，用面刮法刮拭脊椎的肝俞穴至大肠俞穴；

第三步，用角刮法刮拭肩关节上的肩髃穴；

第四步，用面刮法刮拭手臂上的曲池穴；

第五步，用平面按揉法刮拭大腿内侧的血海穴。

食疗偏方

1. 肉桂生姜茶：肉桂、生姜各6克。肉桂、生姜洗净，生姜切小片；.适量水煮沸；将肉桂、生姜放入杯中，加入沸水冲泡10分钟，去渣饮服。

2. 牛大力杜仲汤：牛大力9克，杜仲9克，肉苁蓉10克，巴戟天5克，狗脊5克，淮牛膝10克，黑豆20克，猪脊骨250克。洗净材料，加入清水，慢火煲剩2碗，最后加适量盐调味即可。适合腰椎劳损、下背酸痛、坐骨神经痛等患者食用。

02 小儿湿疹

湿疹是小儿常见皮肤病之一，主要是由湿邪引起，以出现各种瘙痒性皮疹为特征。主要表现为皮红起疹、瘙痒不休，严重时可发展为脓包、溃疡。婴儿湿疹多见于6个月内，且人工喂养的孩子易患此病。

刮痧穴位

肝俞：背部，当第9胸椎棘突下，旁开1.5寸。

脾俞：背部，当第11胸椎棘突下，旁开1.5寸。

肾俞：腰部，当第2腰椎棘突下，旁开1.5寸。

肩髃：臂外侧，三角肌上，当臂外展或向前平伸时，当肩峰前下方向凹陷处。

合谷：手背第1、第2掌骨间，第2掌骨桡侧的中点处。

中脘：上腹部，前正中线上，当脐中上4寸。

天枢：腹中部，平脐中，距脐中2寸。

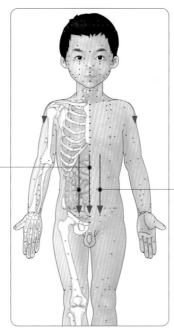

中脘：上腹部，前正中线上，当脐中上4寸

天枢：腹中部，平脐中，距脐中2寸

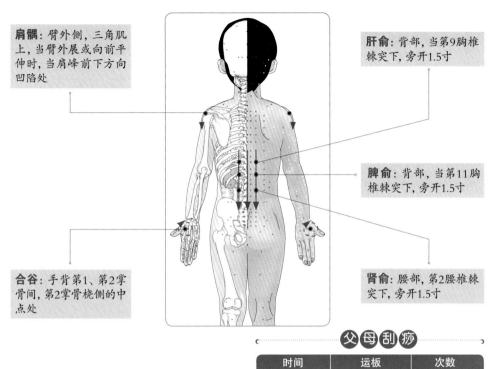

肩髃：臂外侧，三角肌上，当臂外展或向前平伸时，当肩峰前下方向凹陷处

肝俞：背部，当第9胸椎棘突下，旁开1.5寸

脾俞：背部，当第11胸椎棘突下，旁开1.5寸

合谷：手背第1、第2掌骨间，第2掌骨桡侧的中点处

肾俞：腰部，第2腰椎棘突下，旁开1.5寸

父母刮痧

时间	运板	次数
10 ~ 15 分钟	角刮法 平面按揉法 面刮法	20 ~ 30 次

刮痧顺序

第一步，用角刮法刮拭肩关节上的肩髃穴；

第二步，用面刮法刮拭脊椎的肝俞穴、脾俞穴至肾俞穴；

第三步，用平面按揉法刮拭第 1、第 2 掌骨结合部的合谷穴；

第四步，用面刮法刮拭腹部中脘穴至天枢穴。

食疗偏方

1. 绿豆薏苡仁汤：绿豆、薏苡仁各 30 克，煮烂后加入白糖调味，一天内分几次食完，连服 5 ~ 7 天。适用于湿热型急性湿疹。

2. 玉米须芯汤：玉米须 15 克、玉米芯 30 克，先煎玉米须、玉米芯，去渣取汁，加冰糖调味，代茶饮用。可连服 5 ~ 7 次。适用于脾虚型亚急性湿疹。

3. 红枣扁豆粥：红枣 10 枚，扁豆 30 克。加水煮烂熟，加入红糖，服食。婴幼儿减量。适用于血燥型慢性湿疹。

03 小儿丹毒

小儿丹毒是儿科疾病当中的常见病、多发病，多因血分有热，火毒侵犯肌肤，或由于皮肤黏膜破伤染毒而发病。若兼感湿邪，郁蒸血分，经常复发，缠绵不愈。发于头面上肢者多为热毒，发于下肢者多兼湿热。主要表现为患儿身体局部红肿热痛、疮面有坏死组织，同时伴有恶寒发热、纳差、大便干燥。

刮痧穴位

曲池： 屈肘成直角，在肘横纹外侧端与肱骨外上髁连线中点处。

合谷： 手背第1、第2掌骨间，第2掌骨桡侧的中点处。

阴陵泉： 在小腿内侧，当胫骨内侧髁后下方凹陷处。

血海： 屈膝，在大腿内侧，髌底内侧端上2寸，当股四头肌内侧头的隆起处。

委中： 横纹中点，当股二头肌肌腱与半腱肌肌腱的中间处。

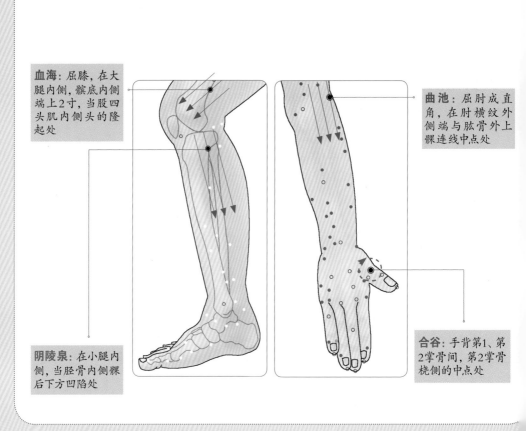

血海：屈膝，在大腿内侧，髌底内侧端上2寸，当股四头肌内侧头的隆起处

阴陵泉：在小腿内侧，当胫骨内侧髁后下方凹陷处

曲池：屈肘成直角，在肘横纹外侧端与肱骨外上髁连线中点处

合谷：手背第1、第2掌骨间，第2掌骨桡侧的中点处

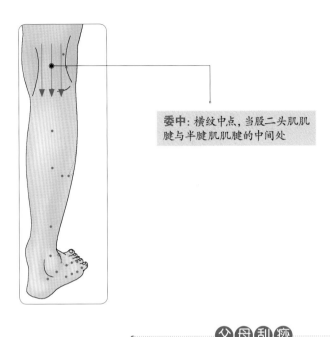

委中：横纹中点，当股二头肌肌腱与半腱肌肌腱的中间处

父母刮痧

时间	运板	次数
10 ~ 15分钟	平面按揉法 面刮法	20 ~ 30次

刮痧顺序

第一步，用面刮法刮拭前臂阳面的曲池穴，用平面按揉法刮拭手背合谷穴；

第二步，用面刮法从上而下刮拭腿部内侧的血海穴、阴陵泉穴；

第三步，用面刮法刮拭小腿后侧的委中穴。

食疗偏方

1. 鲜山药适量，蓖麻子仁5枚。将其洗净后，共捣烂，敷患处，干即更换，每日数次，有消热、解毒、消肿之功。用于治疗丹毒初起症。

2. 生姜9克，蜂蜜少许。将生姜焙干研成细末，与蜂蜜调匀涂擦患处。本方有祛风燥湿之功效，主治风热、湿热之邪发为丹毒。

3. 乌桕叶、鲜樟树叶、松针各50克，生姜30克，切碎煎汤熏洗患处。

04 小儿带状疱疹

带状疱疹是由水痘带状疱疹病毒引起的急性炎症性皮肤病，俗称"蜘蛛疮"，主要表现为簇集水泡沿一侧周围神经作群集带状分布，伴有明显神经痛。初次感染表现为水痘，以后病毒可长期潜伏在脊髓后根神经节，免疫功能减弱可诱发水痘带状疱疹病毒再度活动，沿周围神经波及皮肤生长繁殖，发生带状疱疹。

刮痧穴位

曲池：屈肘成直角，在肘横纹外侧端与肱骨外上髁连线中点处。

合谷：手背第1、第2掌骨间，第2掌骨桡侧的中点处。

支沟：在前臂背侧，当阳池穴与肘尖的连线上，腕背横纹上3寸，尺骨与桡骨之间。

血海：屈膝，在大腿内侧，髌底内侧端上2寸，当股四头肌内侧头的隆起处。

三阴交：小腿内侧，足内踝尖上3寸，胫骨内侧缘后方。

太冲：人体脚背部，第1、第2跖骨结合部之前凹陷处。

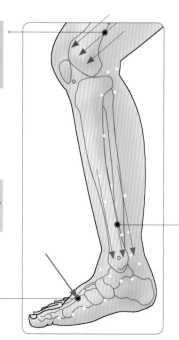

血海：屈膝，在大腿内侧，髌底内侧端上2寸，当股四头肌内侧头的隆起处

三阴交：小腿内侧，足内踝尖上3寸，胫骨内侧缘后方

太冲：人体脚背部，第1、第2跖骨结合部之前凹陷处

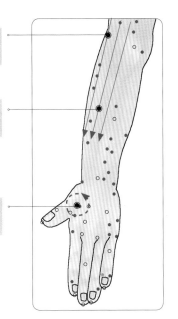

曲池: 屈肘成直角, 在肘横纹外侧端与肱骨外上髁连线中点处

支沟: 在前臂背侧, 当阳池穴与肘尖的连线上, 腕背横纹上3寸, 尺骨与桡骨之间

合谷: 手背第1、第2掌骨间, 第2掌骨桡侧的中点处

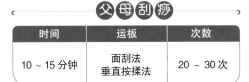

时间	运板	次数
10 ~ 15 分钟	面刮法 垂直按揉法	20 ~ 30 次

刮痧顺序

第一步, 用面刮法刮拭手臂面曲池穴、支沟穴, 用平面按揉法刮拭手背部合谷穴;

第二步, 用面刮法刮拭腿部内侧的血海穴、三阴交穴;

第三步, 用垂直按揉法刮拭足背上的太冲穴。

食疗偏方

1. 柴胡5克, 龙胆草10克, 板蓝根25克, 生甘草3克, 荆芥6克, 赤芍9克, 白芍10克, 车前子9克, 牛蒡子9克, 青黛3克。水煎服, 每日1剂。

2. 大青叶12克, 柴胡15克, 粳米25克, 白糖适量。将大青叶、柴胡加水250毫升, 煎至200毫升, 再把粳米、白糖加入煮成稀粥。每日1剂, 连服5 ~ 6天。

3. 当归15克, 赤芍12克, 生地15克, 枳壳12克, 桃仁10克, 红花10克, 川芎9克, 柴胡10克, 丹参25克, 甘草3克。水煎服, 每日2次, 每次15毫升。

05 儿童麻风病

麻风病是由麻风杆菌引起的一种慢性传染病，为主要侵犯皮肤、黏膜和周围神经的一种慢性传染病，主要病变在皮肤和周围神经，主要表现为麻木性皮肤损害、神经粗大，严重者甚至肢端残废。在我国，麻风病人被安置在专门的麻风病村中接受了良好的治疗。患有麻风病的儿童多因亲人的密切接触而感染，因此麻风病主要是以预防为主。

刮痧穴位

小海：人体的肘内侧，当尺骨鹰嘴与肱骨内上髁之间凹陷处。

曲池：屈肘成直角，在肘横纹外侧端与肱骨外上髁连线中点处。

手三里：前臂背面桡侧，当阳溪穴与曲池穴连线上，肘横纹下2寸处。

鱼际：拇指本节（第1掌指关节）后凹陷处，约当第1掌骨中点桡侧，赤白肉际处。

然谷：足内侧缘，足舟骨粗隆下方，赤白肉际处。

涌泉：当第2、第3趾趾缝纹头端与足跟连线的前1/3处。

承山：小腿后面正中，委中穴与昆仑穴之间，当伸直小腿和足跟上提时腓肠肌肌腹下出现凹陷处。

足三里：犊鼻穴下3寸，距胫骨前嵴1横指，当胫骨前肌上。

丰隆：小腿前外侧，当外踝骨尖上8寸，条口外，距胫骨前缘2横指处。

梁丘：屈膝，大腿前面，当髂前上棘与髌底外侧端的连线上，髌底上2寸。

公孙：在足内侧缘，当第1跖骨基底部的前下方。

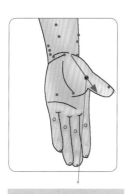

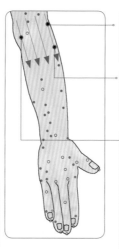

鱼际：拇指本节（第1掌指关节）后凹陷处，约当第1掌骨中点桡侧，赤白肉际处

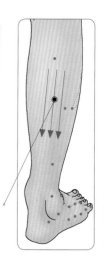

曲池：屈肘成直角，在肘横纹外侧端与肱骨外上髁连线中点处

手三里：前臂背面桡侧，当阳溪穴与曲池穴连线上，肘横纹下2寸处

小海：人体的肘内侧，当尺骨鹰嘴与肱骨内上髁之间凹陷处

承山：小腿后面正中，委中穴与昆仑穴之间，当伸直小腿和足跟上提时腓肠肌肌腹下出现凹陷处

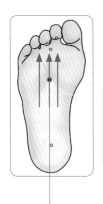

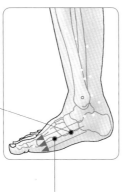

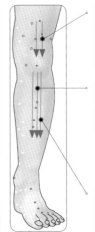

梁丘：屈膝，大腿前面，当髂前上棘与髌底外侧端的连线上，髌底上2寸

足三里：犊鼻穴下3寸，距胫骨前嵴1横指，当胫骨前肌上

然谷：足内侧缘，足舟骨粗隆下方，赤白肉际

丰隆：在小腿前外侧，当外踝尖上8寸，条口外，距胫骨前缘2横指处

涌泉：当第2、第3趾趾缝纹头端与足跟连线的前1/3处

公孙：足内侧缘，当第1跖骨基底部的前下方

父母刮痧

时间	运板	次数
10～15分钟	面刮法 平面按揉法	20～30次

刮痧顺序

第一步，用面刮法刮拭前臂阳面的小海穴、曲池穴和手三里穴；

第二步，用面刮法刮拭手掌大鱼际的鱼际穴；

第三步，用面刮法刮拭小腿后侧的承山穴；

第四步，用面刮法或平面按揉法刮拭腿部前方的梁丘穴、足三里穴和丰隆穴；

第五步，用面刮法刮拭足背部的公孙穴、然谷穴和脚底的涌泉穴。

食疗偏方

1.猕猴桃汁：猕猴桃3个，生姜20克，蜂蜜适量。将猕猴桃、生姜洗净去皮，榨成汁，然后加入适量的蜂蜜即可。可长期服用。

(06) 小儿破伤风

破伤风是由破伤风杆菌所引起的一种急性疾病，这种细菌广泛存在于泥土和人畜粪便中，它可通过破损的皮肤和黏膜侵入人体，并在伤口深部缺氧的环境中生长繁殖，产生大量破伤风杆菌病毒，作用于神经系统，引起全身特异性感染。有一种特殊的破伤风，是由于新生儿断脐所致，俗称脐风、撮口，因其常在断脐后7日左右发病，故又称"七日风"。

刮痧穴位

神阙：人体的腹中部，脐中央。

然谷：在足内侧缘，足舟骨粗隆下方，赤白肉际处。

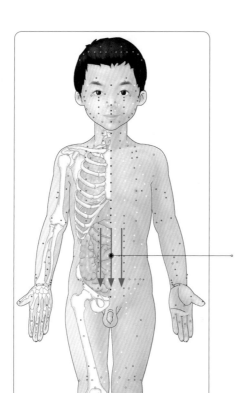

神阙：人体的腹中部，脐中央

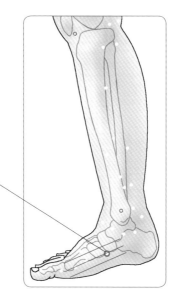

然谷：在足内侧缘，足舟骨粗隆下方，赤白肉际处

父母刮痧

时间	运板	次数
10 ~ 15 分钟	面刮法	20 ~ 30 次

刮痧顺序

第一步，用面刮法刮拭肚脐的神阙穴；

第二步，用面刮法刮拭脚背内侧的然谷穴。

食疗偏方

1. 蝉蜕、葱汁各适量。以葱汁调蝉蜕末外敷患处、并以葱 60 克、蝉蜕 12 克以水煎服。

2. 杏仁 50 克，酒 500 毫升。杏仁碎研，生用，不去皮尖，蒸后晾干再细研过，入酒，绞取汁，再服 50 毫升，每日 2 ~ 3 次，并摩敷疮上。

3. 头蒜 1 头，威灵仙 25 克，芝麻油 5 毫升，共捣烂，加米酒少许，沸水冲泡，约 1 碗，去渣服用。

07 冻疮

　　冻疮是冬天的常见病，由于儿童对寒冷的气候抵抗力弱且皮肤娇嫩，故而在冬天易患冻疮，并且在春天天气转暖后才能痊愈。冻疮经常发于手、脚、面颊、耳等暴露在外界的部位，初起为局限性蚕豆至指甲盖大小紫红色肿块或硬结，边缘鲜红，中央青紫，触之冰冷，压之褪色，压后恢复较慢，局部有胀感、瘙痒，遇热后更甚，严重时可有水疱，破溃后形成溃疡，经久不愈。

刮痧穴位

　　曲池：屈肘成直角，在肘横纹外侧端与肱骨外上髁连线中点处。

　　足三里：犊鼻穴下3寸，距胫骨前嵴1横指，当胫骨前肌上。

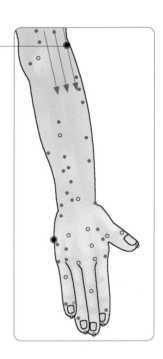

曲池：屈肘成直角，在肘横纹外侧端与肱骨外上髁连线中点处

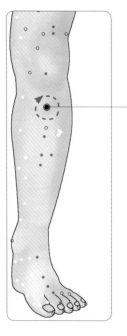

足三里：犊鼻穴眼下直下3寸，距胫骨前嵴1横指处

父母刮痧

时间	运板	次数
10 ~ 15 分钟	面刮法 平面按揉法	20 ~ 30 次

刮痧顺序

第一步，用面刮法在手臂从上往下刮拭曲池穴；

第二步，用平面按揉法刮拭小腿前外侧的足三里穴。

治疗方法

1. 当归枣：当归 15 克，红枣 10 克，山楂 15 克。将红枣泡发洗净与当归、山楂一起置入砂锅中，加水煮沸，改文火煮 1 小时，即成，喝汤吃枣。

2. 萝卜法：将萝卜切厚片，煮熟趁热贴敷患处，凉后更换。连敷 3 ~ 4 天可愈。

3. 生姜法：生姜剁碎后，将其汁挤出，然后用小火熬制成稠状，每天将稠状液涂于患处。

第十一章 五官疾病

五官泛指脸的各部位，包括额、双眉、双目、鼻、双颊、唇、齿和下颌，其中以双眉、双目、鼻、双颊（即脸蛋儿）和唇五个部位最为重要。

儿童常见的五官疾病：眼疲劳、视力模糊、近视、斜视、色盲、夜盲症、角膜炎、目赤肿痛、牙痛、流鼻血。

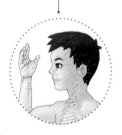

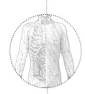

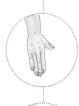

● 目赤肿痛

● 视力模糊

● 角膜炎

● 夜盲症

● 色盲

● 小儿近视

● 眼疲劳

● 牙痛

● 流鼻血

● 斜视

本章看点

01 目赤肿痛

目赤肿痛俗称"红眼"或"暴发火眼"，症状表现为眼睛红肿、迎风流泪、目涩、怕光，严重可导致急性结膜炎、出血性结膜炎等急症。儿童活泼好动，手上经常沾有细菌，一揉眼睛，很容易感染引起目赤肿痛。另外，风热湿邪或肝胆火邪侵袭目窍也容易引起此病。

刮痧穴位

上星：头部，当前发际正中直上 1 寸。

睛明：面部，距目内眦角上方 0.1 寸的凹陷处即是。

风池：后颈部，后头骨下，两条大筋外缘陷窝中，与耳垂齐平。

侠溪：足背外侧，当第 4、第 5 趾间，趾蹼缘后方赤白肉际处。

太阳：耳廓前面，前额两侧，外眼角延长线的上方，在两眉梢后凹陷处。

少商：拇指的桡侧，距离指甲角约 0.1 寸处。

太冲：足背侧，当第 1 跖骨间隙的后方凹陷处。

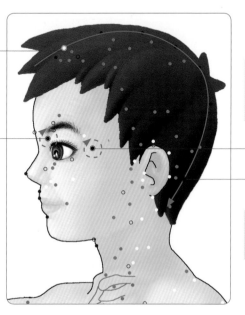

上星：头部，当前发际正中直上 1 寸

睛明：面部，距目内眦角上方0.1寸的凹陷处即是

太阳：耳廓前面，前额两侧，外眼角延长线的上方，在两眉梢后凹陷处

风池：后颈部，后头骨下，两条大筋外缘陷窝中，与耳垂齐平

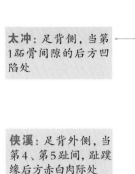

太冲：足背侧，当第1跖骨间隙的后方凹陷处

侠溪：足背外侧，当第4、第5趾间，趾蹼缘后方赤白肉际处

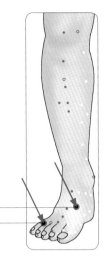
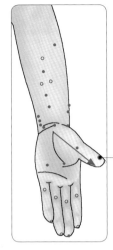

少商：拇指的桡侧，距离指甲角约0.1寸处

父母刮痧

时间	运板	次数
10～15分钟	面刮法 按揉法 角刮法	20～30次

刮痧顺序

第一步，用面刮法刮拭头部上星穴，用平面按揉法按揉太阳穴和睛明穴；

第二步，用单角刮法刮拭后发际风池穴；

第三步，用面刮法刮拭大拇指侧的少商穴；

第四步，用垂直按揉法刮拭侠溪穴和太冲穴。

食疗偏方

1. 谷精草 9 克，白芍 9 克，荆芥穗 10 克，玄参 15 克，牛蒡子 15 克，连翘 9 克，草决明 9 克，菊花 10 克，龙胆草 9 克，桔梗 5 克。水煎服，每日 1 剂，分 2 次服。

2. 明目茶：桑叶、菊花、谷精草、密蒙花各 5 克，泡茶饮用，有疏散风热、清肝明目之效，本方可用于风热目赤肿痛的患儿。

3. 菊花 20 克，枸杞 20 克。加水同煮，再加适量的冰糖即可。每日早晚各 1 次。

视力模糊

视力模糊往往是由孩子学习或者看电视、打游戏时间过长等原因而引起的视力模糊的现象，这种情况应该尽快帮孩子治疗，否则就会导致孩子假性近视的现象。

刮痧穴位

太阳：耳廓前面，前额两侧，外眼角延长线的上方。于两眉梢后凹陷处。

风池：后颈部，后头骨下，两条大筋外缘陷窝中，与耳垂齐平。

天柱：项部大筋（斜方肌）外缘之后发际凹陷中，约当后发际正中，旁开1.3寸。

肝俞：背部，当第9胸椎棘突下，旁开1.5寸。

养老：前臂背面尺侧，当尺骨小头近端桡侧凹陷中处即是。

合谷：手背第1、第2掌骨间，第2掌骨桡侧的中点处。

足三里：犊鼻穴下3寸，距胫骨前嵴1横指，当胫骨前肌上。

光明穴：人体的小腿外侧，当外踝尖上5寸，腓骨前缘。

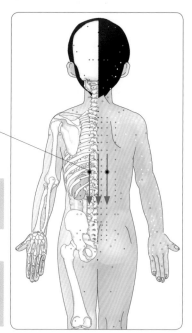

肝俞：背部，当第9胸椎棘突下，旁开1.5寸

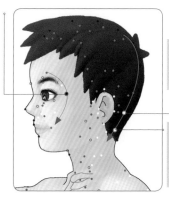

太阳：耳廓前面，前额两侧，外眼角延长线的上方。两眉梢后凹陷处

风池：后颈部，后头骨下，两条大筋外缘陷窝中，与耳垂齐平

天柱：项部大筋（斜方肌）外缘之后发际凹陷中，约当后发际正中旁开1.3寸

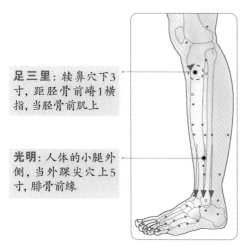

足三里：犊鼻穴下3寸，距胫骨前嵴1横指，当胫骨前肌上

光明：人体的小腿外侧，当外踝尖穴上5寸，腓骨前缘

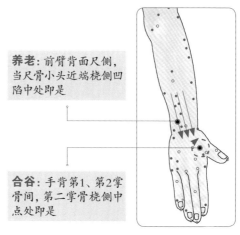

养老：前臂背面尺侧，当尺骨小头近端桡侧凹陷中处即是

合谷：手背第1、第2掌骨间，第二掌骨桡侧中点处即是

父母刮痧

时间	运板	次数
10～15分钟	面刮法 平面按揉法	20～30次

刮痧顺序

第一步，用平面按揉法刮拭外眼角上方的太阳穴；

第二步，用面刮法从上往下分段刮拭后脑部的风池穴、天柱穴；

第三步，用面刮法刮拭脊背部的肝俞穴；

第四步，用平面按揉法刮拭小手臂阳面的合谷穴，用面刮法刮拭养老穴；

第五步，用平面按揉法刮拭小腿前外侧的足三里穴；

第六步，用面刮法刮拭小腿外侧的光明穴。

食疗偏方

1. 枸杞肉丝：枸杞100克，猪瘦肉250克，青笋（或玉兰片）10克，猪油100克。清炒。

2. 花生瓜子枣豆糕：花生100克，南瓜籽50克，红枣肉50克，黄豆粉30克，粳米粉250克。以上共捣为泥，再调入些面粉，加适量油、清水，调匀做糕，蒸熟，1日吃完。

3. 牡蛎蘑菇紫菜汤：鲜牡蛎肉200克，蘑菇200克，紫菜30克，生姜、各种佐料适量。加水做汤服用。

4. 菊花饮：将干燥的菊花花蕾泡在开水中饮用，能有效缓解视力模糊。

03 角膜炎

角膜炎是因角膜外伤时细菌及病毒侵入角膜引起的炎症，主要症状为患儿的眼睛有异物感、刺痛甚至烧灼感，球结膜表面混合性充血，伴有怕光、流泪、视力障碍和分泌物增加等症状。角膜表面浸润且有溃疡形成。

刮痧穴位

天柱：在项部大筋（斜方肌）外缘之后发际凹陷中，约当后发际正中旁开1.3寸。

肝俞：背部，当第9胸椎棘突下，旁开1.5寸。

足三里：犊鼻穴下3寸，距胫骨前嵴1横指，当胫骨前肌上。

光明：小腿外侧，当外踝尖上5寸，腓骨前缘。

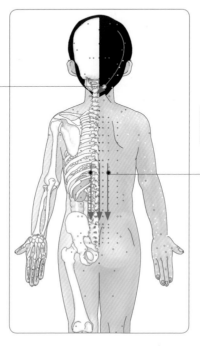

天柱：在项部大筋（斜方肌）外缘之后发际凹陷中，约当后发际正中旁开1.3寸

肝俞：背部，当第9胸椎棘突下，旁开1.5寸

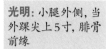

光明: 小腿外侧，当外踝尖上5寸，腓骨前缘

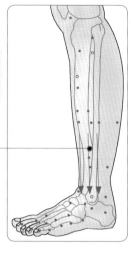

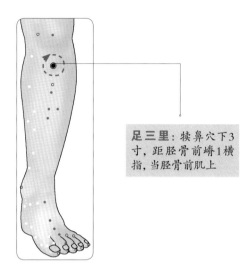

足三里: 犊鼻穴下3寸，距胫骨前嵴1横指，当胫骨前肌上

父母刮痧

时间	运板	次数
10～15分钟	面刮法 平面按揉法	20～30次

刮痧顺序

第一步，用面刮法刮拭后脑部的天柱穴；

第二步，用面刮法刮拭脊背部的肝俞穴；

第三步，用平面按揉法刮拭小腿前外侧的足三里穴；

第四步，用面刮法刮拭小腿外侧的光明穴。

食疗偏方

1. 金银花、连翘各10克，桑叶、菊花各6克，荆芥、防风、赤芍各6克，甘草3克。水煎，每日1剂，分2次服。

2. 夏枯草、大青叶各15克，黄芩、连翘、防风、茺蔚子、蔓荆子、柴胡各10克，车前子、赤芍各10克。水煎，每日1剂，分2次服。

3. 刺蒺藜、谷精草各9克，青葙子5克，桑叶、黄芩各5克，薄荷、甘草各3克，蝉蜕5枚。水煎，每日1剂，分2次服。

04 夜盲症

夜盲症是一种眼病，是指在夜间或者光线昏暗的地方或环境下视物不清，主要是由于视网膜杆状细胞缺乏合成视紫红质的原料或杆状细胞本身的病变而导致的。根据发病来源的不同，可分为先天性疾病（因遗传的原因）、后天性疾病（因视神经萎缩、脉络膜视网膜炎等）和全身性疾病（因营养不良、肝脏疾病或消化道疾病等引起）三类。

刮痧穴位

肝俞：背部，当第 9 胸椎棘突下，旁开 1.5 寸。

合谷：手背第 1、第 2 掌骨间，第 2 掌骨桡侧的中点处。

足三里：犊鼻穴下 3 寸，距胫骨前嵴 1 横指，当胫骨前肌上。

光明：人体的小腿外侧，当外踝尖穴上 5 寸，腓骨前缘。

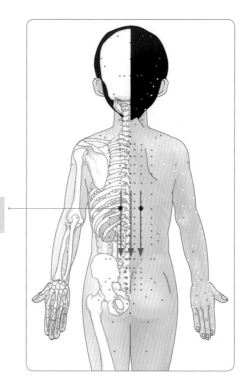

肝俞：背部，当第9胸椎棘突下，旁开1.5寸

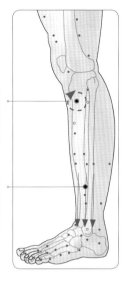

足三里：犊鼻穴下3寸，距胫骨前嵴1横指，当胫骨前肌上

光明：人体的小腿外侧，当外踝尖穴上5寸，腓骨前缘

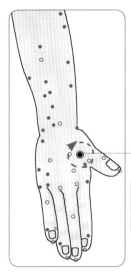

合谷：手背第1、第2掌骨间，第2掌骨桡侧的中点处

父母刮痧

时间	运板	次数
10 ~ 15分钟	面刮法 平面按揉法	20 ~ 30次

刮痧顺序

第一步，用面刮法刮拭脊背部的肝俞穴；

第二步，用平面按揉法刮拭第1、第2掌骨间的合谷穴；

第三步，用平面按揉法刮拭小腿前外侧足三里穴，用面刮法刮拭小腿前外侧的光明穴。

食疗偏方

1. 羊肝丸：由夜明砂250克、当归120克、木贼150克、蝉蜕100克、羊肝400克组成，制成蜜丸。每次服10克，每日2次，适用于各种夜盲症。

2. 兔肝菠菜汤：兔肝60克左右，菠菜100克，芝麻油少许。按常法共煮做汤，汤成后加芝麻油1毫升，饮服。

3. 鲫鱼汤：新鲜鲫鱼，洗净，清炖鲫鱼汤，食鱼饮汤，可有效治愈孩子的夜盲症。

05 色盲

色盲是一种先天性的色觉障碍疾病，是人类最普通的一种遗传性疾病，最常见的是红绿色盲。因此，若是家长发现自己是色盲时，就要对孩子的视觉进行检查，及早发现孩子视觉是否正常。红绿色盲患儿对交通标识有错误的认识，家长要及时纠正。

刮痧穴位

四白：面部，瞳孔直下，眶下孔凹陷处。

睛明：面部，距目内眦角上方 0.1 寸的凹陷处即是。

太阳：耳廓前面，前额两侧，外眼角延长线的上方，在两眉梢后凹陷处。

光明：小腿外侧，当外踝尖上 5 寸，腓骨前缘。

丝竹空：面部，眉梢凹陷处。

臂臑：臂外侧，三角肌止点处，曲池穴与肩髃穴连线上，曲池穴上 7 寸处。

合谷：手背第 1、第 2 掌骨间，第 2 掌骨桡侧的中点处。

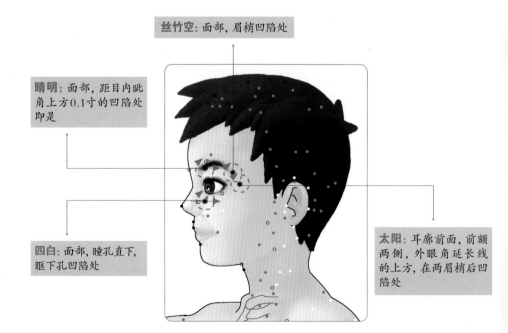

丝竹空：面部，眉梢凹陷处

睛明：面部，距目内眦角上方0.1寸的凹陷处即是

四白：面部，瞳孔直下，眶下孔凹陷处

太阳：耳廓前面，前额两侧，外眼角延长线的上方，在两眉梢后凹陷处

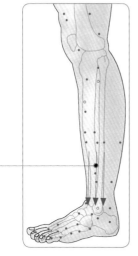
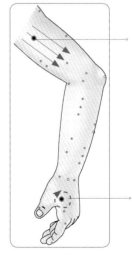

光明: 小腿外侧，当外踝尖上5寸，腓骨前缘

臂臑: 臂外侧，三角肌止点处，曲池穴与肩髃穴连线上，曲池穴上7寸处

合谷: 手背第1、第2掌骨间，第2掌骨桡侧的中点处

父母刮痧

时间	运板	次数
10 ~ 15 分钟	面刮法 平面按揉法	20 ~ 30 次

刮痧顺序

第一步，用平面按揉法按揉眼部四白穴、太阳穴、丝竹空穴、睛明穴；

第二步，用面刮法刮拭手臂的臂臑穴；

第三步，用平面按揉法刮拭第1、第2掌骨间的合谷穴；

第四步，用面刮法刮拭小腿前外侧的光明穴。

食疗偏方

1. 鲜菠菜60 ~ 100克，猪肝120克，同煮汤食之。

2. 牛肝150克，苍术15克，共煎汤饮用。每天1剂，早晚各1次。

3. 猪肝200克，鲜枸杞叶150克。先将猪肝洗净切条，同枸杞叶共煮，饮汤食肝，每日2次。

06 小儿近视

小儿近视是指在视网膜的前面成像，远处的物体聚焦不准的一种状态，是由于角膜和视网膜之间距离过长，即眼睛晶状体的折射力过强等原因引起的。近视被认为与遗传因素有密切关系。儿童调节水晶体的折射力的睫状肌很有弹力，一旦睫状肌紧张，就容易导致近视。看书、玩电脑游戏、看电视都容易导致近视。

刮痧穴位

太阳：在耳廓前面，前额两侧，外眼角延长线的上方。在两眉梢后凹陷处。

丝竹空：面部，眉梢凹陷处。

攒竹：面部，当眉头陷中，眶上切迹处即是。

睛明：面部，距目内眦角上方 0.1 寸的凹陷处即是。

风池：后颈部，后头骨下，两条大筋外缘陷窝中，相当于耳垂齐平。

光明：在小腿外侧，当外踝尖上 5 寸，腓骨前缘。

合谷：手背第一、二掌骨间，第二掌骨桡侧的中点处。

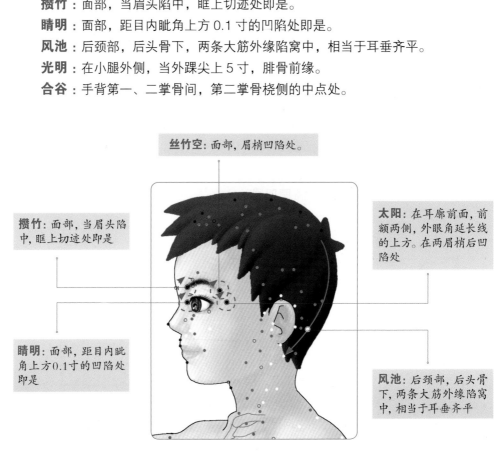

丝竹空：面部，眉梢凹陷处。

攒竹：面部，当眉头陷中，眶上切迹处即是

太阳：在耳廓前面，前额两侧，外眼角延长线的上方。在两眉梢后凹陷处

睛明：面部，距目内眦角上方0.1寸的凹陷处即是

风池：后颈部，后头骨下，两条大筋外缘陷窝中，相当于耳垂齐平

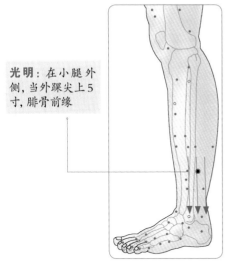

光明：在小腿外侧，当外踝尖上5寸，腓骨前缘

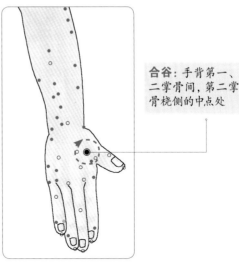

合谷：手背第一、二掌骨间，第二掌骨桡侧的中点处

父母刮痧

时间	运板	次数
10 ~ 15 分钟	面刮法 平面按揉法	20 ~ 30 次

刮痧顺序

第一步，用平面按揉法刮拭眼睛四周的攒竹穴、丝竹空穴，用同样方法刮拭睛明穴、太阳穴；

第二步，用面刮法刮拭风池穴；

第三步，用平面按揉法刮拭第一、二中侧指骨之间的合谷穴；

第四步，用面刮法刮拭小腿外侧的光明穴。

食疗偏方

1. 枸杞鲫鱼汤：鲫鱼一尾（约2000克），枸杞15克。和枸杞一起煮汤，吃肉饮汤。

2. 醒目汤：枸杞10克，陈皮3克，桂圆肉10个，蜂蜜2匙。先煮前三样，煮沸半小时后再加蜂蜜。

3. 桂杞山萸眼：桂圆肉15克，枸杞子15克，山萸肉10克，猪（牛、羊）眼1对；隔火炖服。

眼疲劳

眼疲劳是一种眼科常见病，主要症状表现为眼干、眼涩、眼酸胀、视物模糊甚至视力下降，直接影响着孩子的学习与生活。平时如果孩子看电脑、看书或看电视很长时间之后，就会有眼疲劳的现象。这种情况一旦加重，就会引发一系列的眼部疾病，因此家长应当给予高度重视。

刮痧穴位

百会：头部，当前发际正中直上 5 寸，或两耳尖连线中点处。

太阳：耳廓前面，前额两侧，外眼角延长线的上方，于两眉梢后凹陷处。

丝竹空：面部，眉梢凹陷处。

攒竹：面部，当眉头陷中，眶上切迹处即是。

睛明：面部，距目内眦角上方 0.1 寸的凹陷处即是。

天柱：在项部大筋（斜方肌）外缘之后发际凹陷中，约当后发际正中，旁开 1.3 寸。

风池：后颈部，后头骨下，两条大筋外缘陷窝中，与耳垂齐平。

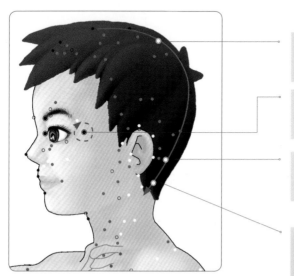

百会：头部，当前发际正中直上5寸，或两耳尖连线中点处

太阳：在耳廓前面，前额两侧，外眼角延长线的上方，于两眉梢后凹陷处

风池：后颈部，后头骨下，两条大筋外缘陷窝中，与耳垂齐平

天柱：在项部大筋（斜方肌）外缘之后发际凹陷中，约当后发际正中，旁开1.3寸

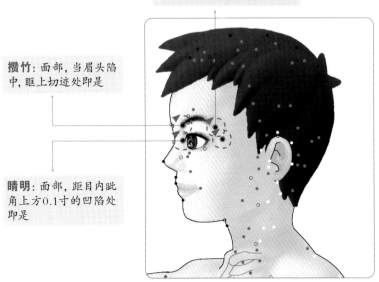

丝竹空: 面部, 眉梢凹陷处

攒竹: 面部, 当眉头陷中, 眶上切迹处即是

睛明: 面部, 距目内眦角上方0.1寸的凹陷处即是

父母刮痧

时间	运板	次数
10 ~ 15 分钟	面刮法 角刮法 平面按揉法	20 ~ 30 次

刮痧顺序

第一步, 用角刮法刮拭全头, 重点刮拭百会穴、太阳穴, 用面刮法刮拭风池穴、天柱穴;

第二步, 用平面按揉法刮拭眼睛四周的攒竹穴、丝竹空穴, 用同样方法刮拭睛明穴。

食疗偏方

1. 菊花 30 克, 决明子 25 克, 麦冬 25 克, 枸杞 30 克。每日各取 1 克, 用开水泡 20 分钟, 每日饮用 5 ~ 10 次。

2. 山楂 25 克, 何首乌 25 克, 金银花 30 克, 菊花 30 克。每日各取 1 克, 用开水泡 20 分钟, 每日饮用 5 ~ 8 次。

3. 玉米仁粥: 玉米仁 30 克。将玉米仁捣碎, 煮为粥。空腹食用, 具有明目功效。

牙痛

　　牙痛是发生于牙齿本身及其临近组织的疾病，如三叉神经痛等。主要症状为牙齿及牙龈红肿疼痛，是由于孩子平时不注意口腔卫生，或吃了很多零食而导致的，在儿童当中非常普遍。家长要在平时督促孩子养成"早晚刷牙，饭后漱口"的好习惯，一旦孩子出现牙痛症状，就要通过刮痧疗法积极治疗。

刮痧穴位

　　颊车：面颊部，下颌角前上方约1横指（中指），当咀嚼时咬肌隆起，按之凹陷处。

　　下关：面部耳前方，当颧弓与下颌切迹所形成的凹陷中。

　　内庭：当足背第2、第3跖骨结合部前方凹陷处。

　　合谷：手背第1、第2掌骨间，第2掌骨桡侧的中点处。

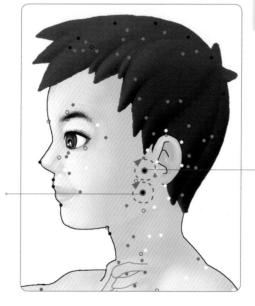

下关：面部耳前方，当颧弓与下颌切迹所形成的凹陷中

颊车：面颊部，下颌角前上方约1横指（中指），当咀嚼时咬肌隆起，按之凹陷处

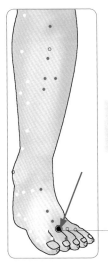

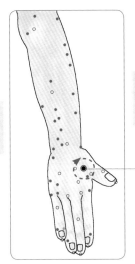

内庭：当足背第2、第3跖骨结合部前方凹陷处

合谷：手背第1、第2掌骨间，第2掌骨桡侧的中点处

父母刮痧

时间	运板	次数
10 ~ 15分钟	平面按揉法 垂直按揉法	20 ~ 30次

刮痧顺序

第一步，用平面按揉法刮拭下关穴、颊车穴；

第2部，用垂直按揉法刮拭内庭穴；

第三步，用平面按揉法刮拭合谷穴。

食疗偏方

1. 马蹄，生藕，鲜茅根。水煎，取汁饮用，1日数次。

2. 大米中加生地黄100克煮成粥，粥成加白糖适量，冷后服。

3. 取大蒜捣烂，温热后敷在疼点上可以治疗牙髓炎、牙周炎和牙痛等症状。

09 流鼻血

流鼻血是小孩经常发生的事情。由于小孩鼻部的皮肤较柔嫩，且毛细血管丰富，所以一旦遇到意外碰撞或者小孩自己抠、挖鼻孔，都很容易引起流鼻血。民间有很多偏方治疗小孩流鼻血，在刮痧疗法中也有方法能有效地治疗此症。

刮痧穴位

哑门：位于项部，当后发际正中直上0.5寸，第1颈椎下。
二间：微握拳，在手食指本节（第2掌指关节）前桡侧凹陷中。
厉兑：足部第2趾末节外侧，距趾甲角0.1寸处。

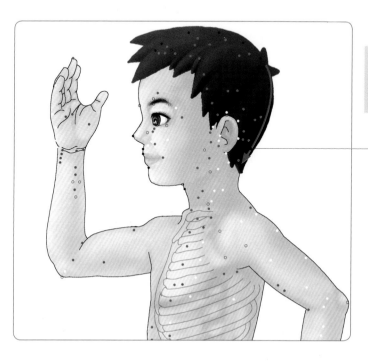

哑门：位于项部，当后发际正中直上0.5寸，第1颈椎下

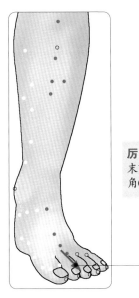

厉兑：足部第2趾末节外侧，距趾甲角0.1寸处

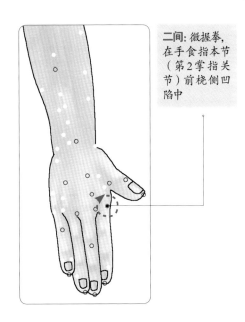

二间：微握拳，在手食指本节（第2掌指关节）前桡侧凹陷中

父母刮痧

时间	运板	次数
10 ~ 15 分钟	角刮法 平面按揉法	10 ~ 20 次

刮痧顺序

第一步，用角刮法后头部哑门穴；

第二步，用平面按揉法刮拭食指掌桡侧的二间穴；

第三步，用角刮法刮拭足部第2趾甲外侧厉兑穴。

食疗偏方

1. 藕节9克，艾叶6 ~ 9克，侧柏叶9克，生地黄9克。把水放到与药面平齐，开锅后用文火煮15分钟左右，然后把汤盛出，分两份，早晚服用，一般3 ~ 5天即可治愈。

2. 白茅根50 ~ 100克，竹蔗100 ~ 300克。水煎，代茶喝。本方适用于由儿童肺热引起的鼻出血。

3. 栀子仁3 ~ 5克，粳米50 ~ 100克。将栀子仁碾成细末，先煮粳米为稀粥，待粥将成时，调入栀子末稍煮即可。本方适用于由儿童肝火引起的鼻出血。

(10) 斜视

斜视是指两眼不能同时注视目标，属眼外肌疾病，儿童患斜视主要是单眼性内斜，一般是由于看电视、看电脑、打游戏、斜卧床上看书，视力因有差别而集中于一侧，长此以往，视力差的沦为内斜。

刮痧穴位

球后：在眶下缘的外 1/4 与内 3/4 交点处。

合谷：手背第 1、第 2 掌骨间，第 2 掌骨桡侧的中点处。

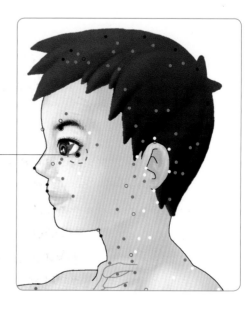

球后：在眶下缘的外 1/4 与内 3/4 交点处

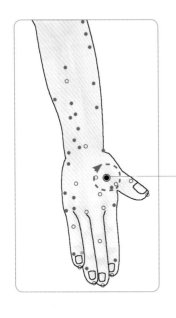

合谷：第1、第2掌骨间，第2掌骨桡侧中点处

父母刮痧

时间	运板	次数
10 ~ 15分钟	平面按揉法	20 ~ 30次

刮痧顺序

第一步，用平面按揉法刮拭眼眶球后穴；

第二步，用平面按揉法刮拭第1、第2掌骨间的合谷穴。

食疗偏方

1. 熟地黄20克，枣皮10克，山药20克，茯苓10克，丹皮10克，泽泻10克，枸杞15克，菊花10克，当归10克，白芍50克，甘草30克，何首乌25克。先把药用清水浸泡30分钟，然后水煎去渣饮用即可。每日1剂，日服两次。

2. 蚕蝎生地茶：生地黄20克，赤芍9克，当归10克，川芎3克，防风5克，柴胡6克，炙僵蚕10克，白附子6克，全蝎3克。先把上述药用清水浸泡30分钟，然后煎煮25 ~ 30分钟，每剂药煎两次，将两次药液混合。每日1剂，分两次温服。

第十二章 急症

急症是指突然发作、来势很猛的病症。小儿急症发病有起病快、传变迅速等特点。因此，如果出现了高热、神昏、晕厥、中毒、休克等急重症，一定要送往医院治疗，不可怠慢，在治疗过程中，可配合经络穴位刮痧疗法调理。

儿童常见急症有：高热、晕厥、惊厥、咯血、中毒、煤气中毒、溺水急救、休克昏迷等。

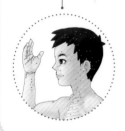

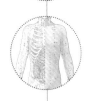
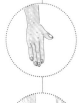

- 婴幼儿疟疾
- 惊厥
- 休克昏迷
- 中毒
- 煤气中毒
- 高热
- 晕厥
- 咯血
- 溺水急救

01 婴幼儿疟疾

疟疾为疟原虫寄生于人体所引起的传染病。现代西医中治疗疟疾的抗疟原虫药物有氯喹、奎宁、青蒿素等。在中医理论中，疟疾由感受疟邪、邪正交争所致，有时是以寒战壮热、头痛、汗出、休克为特征的传染性疾病，多发于夏秋季。中医刮痧疗法中有治疗疟疾的特效穴位，父母可以运用此种方法治疗疟疾。

刮痧穴位

大椎：在后正中线上，第 7 颈椎棘突下凹陷中。

间使：在前臂掌侧，当曲池穴与大陵穴的连线上，腕横纹上 3 寸，掌长肌肌键与桡侧腕曲肌肌腱之间。

后溪：自然握拳，第 5 指掌关节后的横纹末端赤白肉际处。

足三里：犊鼻穴下 3 寸，距胫骨前嵴 1 横指，当胫骨前肌上。

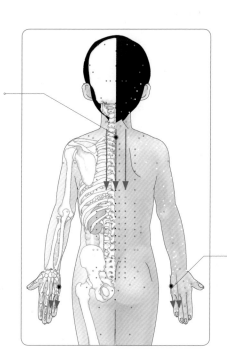

大椎：在后正中线上，第7颈椎棘突下凹陷中

后溪：自然握拳，第5指掌关节后的横纹末端赤白肉际处

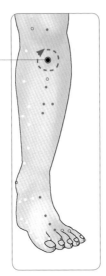
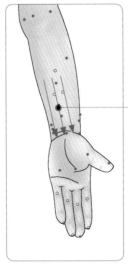

足三里：犊鼻穴下3寸，距胫骨前嵴1横指，当胫骨前肌上

间使：在前臂掌侧，当曲池穴与大陵穴的连线上，腕横纹上3寸，掌长肌肌腱与桡侧腕屈肌肌腱之间

父母刮痧		
时间	运板	次数
10 ~ 15分钟	面刮法 疏理经气法 平面按揉法	20 ~ 30次

刮痧顺序

第一步，用面刮法刮拭大椎穴，按压力度较大，速度缓慢。

第二步，用疏理经气法从上而下刮拭间使穴；

第三步，用面刮法刮拭手小指外侧后溪穴；

第四步，用平面按揉法刮拭小腿前外侧足三里穴。

食疗偏方

1. 鸡蛋1枚，白酒20毫升。取鸡蛋清调和入酒内，调匀后1次服完。每周1次，连服2 ~ 3次有预防作用。用于治疗时用量加倍，发作前1 ~ 2小时顿服。

2. 新鲜鸡蛋3枚，陈醋120毫升。将蛋打破调匀，和好陈醋置砂锅内煎开，待稍冷顿服。

02 惊厥

惊厥是小儿最常见的危急征候之一，民间素有"小儿之病，最重惟惊"之说，主要表现为频繁抽搐和神志不清，又称"抽风"，多在1～5岁发病，年龄越小发病率越高。由于表现症状多突然，因此父母碰到这种情况容易惊慌失措，错失治疗的最佳时间。父母掌握惊厥的刮痧方法，可以在医生未到之前给孩子刮痧，挽救孩子的生命。

刮痧穴位

大椎：颈部下端，第7颈椎棘突下凹陷处。

曲池：屈肘成直角，在肘横纹外侧端与肱骨外上髁连线中点处。

阳陵泉：膝盖斜下方，小腿外侧之腓骨小头稍前凹陷中。

足三里：犊鼻穴下3寸，距胫骨前嵴1横指，当胫骨前肌上。

太冲：足背，第1、第2跖骨结合部之前凹陷中。

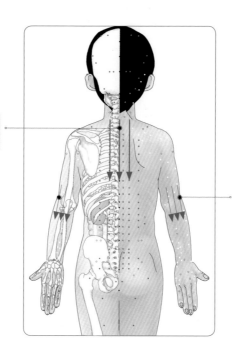

大椎：颈部下端，第7颈椎棘突下凹陷处

曲池：屈肘成直角，在肘横纹外侧端与肱骨外上髁连线中点处

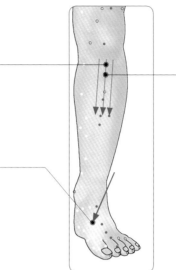

阳陵泉：膝盖斜下方，小腿外侧之腓骨小头稍前凹陷中

足三里：犊鼻穴下3寸，距胫骨前嵴1横指，当胫骨前肌上

太冲：足背，第1、第2跖骨结合部之前凹陷中

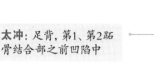

父母刮痧

时间	运板	次数
10～15分钟	面刮法 角刮法 平面按揉法 垂直按揉法	20～30次

刮痧顺序

第一步，用角刮法刮拭后头部大椎穴；

第二步，用面刮法刮拭手肘处曲池穴；

第三步，用面刮法或平面按揉法刮拭小腿内侧阳陵泉穴和小腿前外侧足三里穴，用垂直按揉法刮拭足背上太冲穴。

急救措施

立即将病人放到平坦、宽敞的地方，使其平躺，解开衣领，将病人头偏向一侧，保持呼吸道通畅。再找根筷子用干净纱布裹插在病人上下大牙之间将其撑开，防止病人咬伤舌头。同时用大拇指掐按病人人中穴，力度适中。若高热惊厥时，可冰敷额头或用酒精擦拭前额、颈部、腋下等大血管处。抢救的同时拨打120急救电话。

03 休克昏迷

休克昏迷是指患儿因外伤、出血、烧烫伤等伤害或情绪过度刺激及恐惧而引起的一种血液循环量不足的情况。主要表现为患儿肤色苍白、冰冷，脉搏快而弱，呼吸浅而快，感觉口渴并可能有呕吐现象。若没有及时处理，会造成意识丧失、体温下降，甚至可能死亡。

刮痧穴位

百会：头部，当前发际正中直上 5 寸，或两耳尖连线中点处。

人中：面部，当人中沟的上 1/3 与中 1/3 交点。

涌泉：第 2、第 3 趾趾缝纹头端与足跟连线的前 1/3 处。

足三里：犊鼻穴下 3 寸，距胫骨前嵴 1 横指，当胫骨前肌上。

神阙：腹中部，脐中央。

关元：位于脐中下 3 寸处。

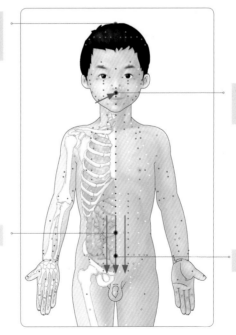

百会：头部，当前发际正中直上5寸，或两耳尖连线中点处

人中：面部，当人中沟的上1/3与中1/3交点

神阙：腹中部，脐中央

关元：位于脐中下3寸处

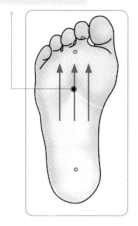

涌泉：第2、第3趾趾缝纹头端与足跟连线的前1/3处

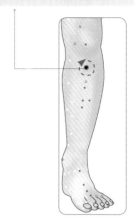

足三里：犊鼻穴下3寸，距胫骨前嵴1横指，当胫骨前肌上

父母刮痧

时间	运板	次数
10～15分钟	角刮法 点按法 面刮法 平面按揉法	25～30次

刮痧顺序

第一步，用角刮法刮拭头顶部百会穴；

第二步，用点按法按压人面部中穴；

第三步，用面刮法刮拭小腹中间神阙穴、关元穴；

第四步，用平面按揉法刮拭小腿前外侧足三里穴；

第五步，用面刮法刮拭足底涌泉穴。

急救措施

立即将病人平躺，头后仰，偏向一侧，保持病人呼吸道的通畅。然后将病人双腿垫高，促进静脉血液回流。体温过低的病人要保暖，盖上被子；高热感染性的病人应给予降温。然后先将病人送往就近的医院进行抢救治疗，对休克昏迷病人在搬运过程中动作越轻越少越好。

04 中毒

小孩由于对食物辨别不清，会吃下有毒的食物，有时也会因食物不干净、药物过期而引起食物中毒或者药物中毒。这时候，家长千万不要惊慌，除了要赶紧将孩子送往医院外，在等待救援的时间里，也可以运用刮痧疗法给孩子祛除毒素，尽可能地挽救孩子的生命。

刮痧穴位

筑宾：当太溪穴与阴谷穴的连线上，太溪穴上 5 寸，腓肠肌肌腹的内下方。
肾俞：腰部，当第 2 腰椎棘突下，旁开 1.5 寸。
大肠俞：腰部，当第 4 腰椎棘突下，旁开 1.5 寸。

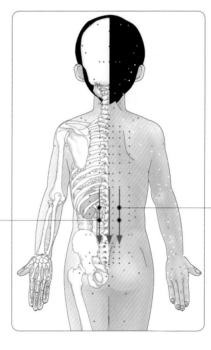

大肠俞：腰部，当第4腰椎棘突下，旁开1.5寸

肾俞：腰部，当第2腰椎棘突下，旁开1.5寸

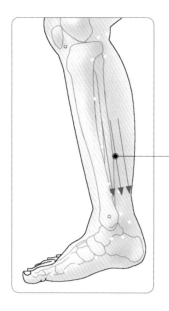

筑宾：当太溪穴与阴谷穴的连线上，太溪穴上5寸，腓肠肌肌腹的内下方

父母刮痧

时间	运板	次数
10 ~ 15 分钟	面刮法	25 ~ 30 次

刮痧顺序

第一步，用面刮法刮拭小腿内侧近中央部分的筑宾穴，可以治疗小儿胎毒、药物中毒；

第二步，用面刮法刮拭腰部肾俞穴，可以治疗因饮水引起的中毒；用同样方法刮拭大肠俞穴，可以治疗因饮食不当引起的食物中毒。

急救措施

出现呕吐、腹泻、腹痛等食物中毒症状时，禁止再食用可疑有毒的食物，同时拨打 120 急救电话。

在急救车未到达之前，可给病人进行催吐，先给病人服用大量的温开水，用手指或筷子刺激病人舌根部进行反复催吐，直至病人呕吐物为较为澄清的液体为止，随后给病人服用适量的牛奶，以保护胃黏膜。

若病人吃下有毒食物时间超过两个小时，立即给病人服用泻药，进行导泻，促进有毒物质的排出。

注意要保存可疑食物、呕吐物、排泄物的样本。

05 煤气中毒

煤气中毒即一氧化碳中毒，多发生在冬春两季，家庭中因煤炉取暖或液化灶具、煤气管道泄露造成中毒。儿童由于体质较弱，一般受煤气中毒影响较深。煤气中毒时病人最初感觉为头痛、头昏、恶心、呕吐、软弱无力，严重者将会迅速发生抽痉、昏迷，两颊、前胸皮肤及口唇呈樱桃红色，若救治不及时，可很快因呼吸抑制而死亡。

刮痧穴位

素髎：鼻尖端处。
人中：面部，当人中沟的上 1/3 与中 1/3 交点。
风池：后颈部，后头骨下，两条大筋外缘陷窝中，与耳垂齐平。
内关：前臂掌侧，腕横纹上 2 寸，掌长肌肌腱与桡侧腕屈肌肌腱之间。
合谷：手背第 1、第 2 掌骨间，第 2 掌骨桡侧的中点处。

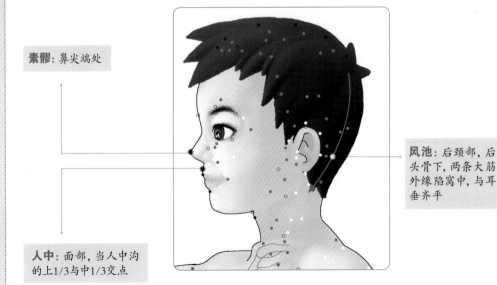

素髎: 鼻尖端处

风池: 后颈部，后头骨下，两条大筋外缘陷窝中，与耳垂齐平

人中: 面部，当人中沟的上1/3与中1/3交点

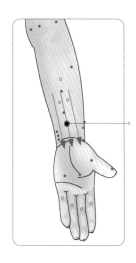

内关：前臂掌侧，腕横纹上2寸，掌长肌肌腱与桡侧腕屈肌肌腱之间

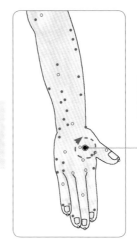

合谷：手背第1、第2掌骨间，第2掌骨桡侧的中点处

父母刮痧		
时间	运板	次数
10～15分钟	角刮法 面刮法 平面按揉法 点按法	20～30次

刮痧顺序

第一步，用点按法刮拭鼻尖的素髎穴和鼻柱下的人中穴；

第二步，用角刮法刮拭后发际的风池穴；

第三步，用面刮法刮拭前臂阴面的内关穴；

第四步，用平面按揉法刮拭第1、第2掌骨间的合谷穴。

急救措施

立即打开室内门窗，把病人搬到室外空气流通的地方，松开衣扣，保持病人呼吸道的通畅，注意保暖。

若中毒情况严重者，立即拨打120急救电话，将病人送往有高压氧舱室的医院。

若呼吸和心跳停止，可在现场做口对口人工呼吸和胸外心脏按压进行抢救。

06 高热

小儿的体温若是为 39.1 ～ 40℃，便被认定为高热，小儿高烧可分为急性高热和长期高热两种，发热时间超过两周则为长期发热。发热原因主要是感染性疾病或由其他疾病引起的并发症。儿童在日常生活中受凉、受热或感染传染疫情等都会引起发热症状。

刮痧穴位

大椎：颈部下端，第 7 颈椎棘突下凹陷处。

少商：手拇指桡侧距爪甲角 1 厘米。

曲池：屈肘，在肘横纹外侧端，当尺泽穴与肱骨外上髁连线中点。

合谷：手背第 1、第 2 掌骨间，第 2 掌骨桡侧的中点处。

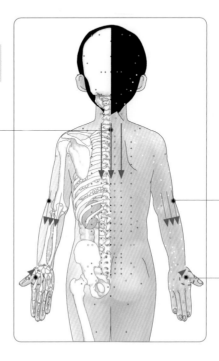

大椎：颈部下端，第7颈椎棘突下凹陷处

曲池：屈肘，在肘横纹外侧端，当尺泽穴与肱骨外上髁连线中点

合谷：手背第1、第2掌骨间，第2掌骨桡侧的中点处

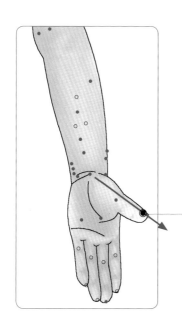

少商: 手拇指桡侧距爪甲角1厘米

父母刮痧

时间	运板	次数
10 ~ 15分钟	面刮法 角刮法 平面按揉法	20 ~ 30次

刮痧顺序

第一步，用单角刮法刮拭后头部的大椎穴；

第二步，用面刮法刮拭前臂阳面的曲池穴，用平面按揉法刮拭第1、第2掌骨间的合谷穴；

第三步，用面刮法刮拭拇指的少商穴。

食疗偏方

1. 金银花10克，菊花10克。将金银花、菊花加水煮15分钟，取汁当茶饮。有清热解毒作用。

2. 生姜3片，红糖12克，粳米50克。将米加水煮粥，将生姜、红糖加入到滚粥中，热服。有发汗祛风寒作用。

07 晕厥

小儿晕厥是指患儿在很短时间内失去知觉的危急症状，一般会很快恢复，且对孩子的身体健康、智力不会有很大影响。但是若在此期间家长并不在场，则很有可能导致患儿遭到意外伤害。

刮痧穴位

人中：面部，当人中沟的上 1/3 与中 1/3 交点。

合谷：手背第 1、第 2 掌骨间，第 2 掌骨桡侧的中点处。

足三里：犊鼻穴下 3 寸，距胫骨前嵴 1 横指，当胫骨前肌上。

中冲：手中指末节尖端中央。

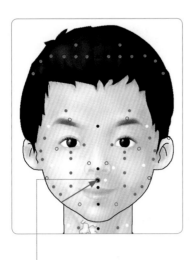

人中：面部，当人中沟的上1/3与中1/3交点

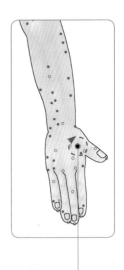

合谷：手背第1、第2掌骨间，第2掌骨桡侧的中点处

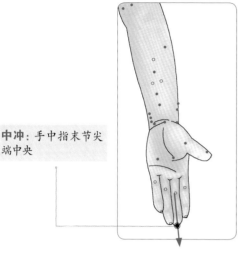

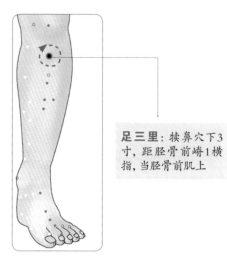

中冲：手中指末节尖端中央

足三里：犊鼻穴下3寸，距胫骨前嵴1横指，当胫骨前肌上

父母刮痧

时间	运板	次数
10 ~ 15分钟	面刮法 点按法 平面按揉法	20 ~ 30次

刮痧顺序

第一步，用点按法刮拭鼻柱下的人中穴；

第二步，用平面按揉法刮拭手掌第1、第2掌骨间的合谷穴；

第三步，用面刮法刮拭中指上的中冲穴；

第四步，用平面按揉法刮拭小腿前外侧的足三里穴。

急救措施

　　若病人瘫倒在地，抢救者应立即将病人平躺，解开衣领、腰带、胸衣，再将病人双腿垫高30°左右，取头低足高位，保持周围空气流通。然后抢救者用大拇指掐按病人人中穴，促进病人苏醒。然后再检查病人的呼吸、心跳，若病人没有呼吸和心跳，应立即做人工呼吸和胸外心脏按压进行抢救。

　　如果是不明原因的晕厥，应立即拨打120急救电话。

08 咯血

咯血是指喉头部以下的呼吸道出血，经口腔咯出的病症，并伴有咳嗽动作。痰中带血或大口咯血都叫咯血。痰中带血是指少量出血与咳嗽、咳痰同时出现，而大咯血多是支气管破裂时有大量鲜红色血突然咯出，病人有恐惧感甚至昏倒。

刮痧穴位

肺俞：背部，当第3胸椎棘突下，旁开1.5寸。

曲池：屈肘，在肘横纹外侧端，当尺泽穴与肱骨外上髁连线中点处。

尺泽：上手在手臂内侧中央处有粗腱，粗腱的外侧即是该穴。

三阳络：前臂背侧，腕背横纹上4寸，尺骨与桡骨之间。

郄门：前臂掌侧，当曲泽穴与大陵穴的连线上，腕横纹上5寸。

血海：屈膝，在大腿内侧，髌底内侧端上2寸，当股四头肌内侧头的隆起处。

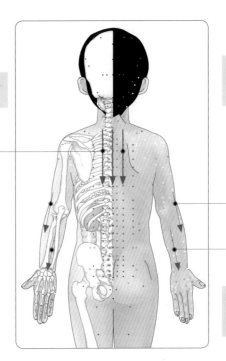

肺俞：背部，当第3胸椎棘突下，旁开1.5寸

曲池：屈肘，在肘横纹外侧端，当尺泽穴与肱骨外上髁连线中点处

三阳络：前臂背侧，腕背横纹上4寸，尺骨与桡骨之间

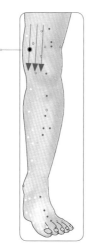

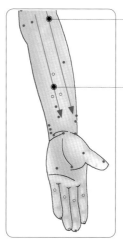

血海：屈膝，在大腿内侧，髌底内侧端上2寸，当股四头肌内侧头的隆起处

尺泽：上手在手臂内侧中央处有粗腱，粗腱的外侧即是该穴

郄门：在前臂掌侧，当曲泽穴与大陵穴的连线上，腕横纹上5寸

父母刮痧

时间	运板	次数
10～15分钟	面刮法	30次

刮痧顺序

第一步，用面刮法刮拭脊背部的肺俞穴；

第二步，用面刮法刮拭小手臂阳面的曲池穴、三阳络穴；

第三步，用面刮法刮拭小手臂阴面的尺泽穴、郄门穴；

第四步，用面刮法刮拭大腿内侧的血海穴。

急救措施

发生咯血应立即拨打120急救电话，在救护车未到达之前，立即将病人平躺，头偏向一侧，不可坐起，然后找些冰块用干毛巾包裹，放于病人胸前进行冷敷（要注意病人冷敷部位，防止冻伤），而其他部位要注意保暖，减少咯血。同时要安慰病人，稳定病人的情绪，消除病人的恐慌。等候急救车的到来。

09 溺水急救

夏季是儿童溺水死亡的高发期，靠近江、河、水塘的儿童溺水事件尤其多见，在儿童意外死亡中占很大的比例。由于儿童在溺水后容易紧张且自我控制能力弱，因此较成人而言，自我解救的能力更弱，若在落水 2 ～ 3 分钟后被救起，则症状较轻微，一旦时间较长，则抢救的成功率就降低了。

刮痧穴位

人中：面部，当人中沟的上 1/3 与中 1/3 交点。

会阴：会阴部正中。男性当阴囊根部与肛门连线的中点，女性当太阴唇后联合与肛门连线的中点。

中冲：中指尖端的中央。

太冲：足背，第 1、第 2 跖骨结合部之前凹陷中。

涌泉：足底，第 2、第 3 趾趾缝纹头端与足跟连线的前 1/3 处。

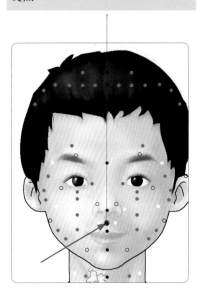

人中：面部，当人中沟的上1/3与中1/3交点

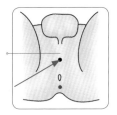

会阴：会阴部正中。男性当阴囊根部与肛门连线的中点，女性当太阴唇后联合与肛门连线的中点

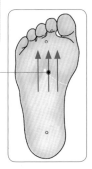

涌泉：足底，第2、第3趾趾缝纹头端与足跟连线的前1/3处

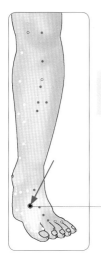

太冲: 足背，第1、第2跖骨结合部之前陷中

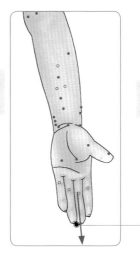

中冲: 中指尖端的中央

父母刮痧

时间	运板	次数
10 ~ 15 分钟	面刮法 点按法 垂直按揉法	20 ~ 30 次

刮痧顺序

第一步，用点按法刮拭鼻柱上的人中穴；

第二步，用面刮法刮拭中指上的中冲穴；

第三步，用点按法刮拭会阴部的会阴穴；

第四步，用垂直按揉法刮拭足背上的太冲穴；

第五步，用面刮法刮拭足底上的涌泉穴。

急救措施

　　将溺水者救上岸后，使其平躺，立即清除口腔和鼻腔内的异物，保持呼吸道通畅，然后抢救者将溺水者拦腰抱起，使其头足下垂，来回跑动时就可将其呼吸道内积水倾出。若溺水者停止呼吸，使其仰卧，头部后仰，用一只手捏住其鼻孔，然后进行口对口人工呼吸，呼气量要大，每分钟 12 ~ 20 次，直至其呼吸恢复正常。

图书在版编目（CIP）数据

　　一刮见效:儿童经络刮痧图解/《健康大讲堂》编
委会主编. —哈尔滨:黑龙江科学技术出版社,2014.6
　　ISBN 978-7-5388-7913-1

　　Ⅰ.①一… Ⅱ.①健… Ⅲ.①儿童－经络－刮搓疗法
－图解　Ⅳ.①R244.4-64

　　中国版本图书馆CIP数据核字(2014)第122051号

一刮见效： 儿童经络刮痧图解
YI GUA JIAN XIAO ERTONG JINGLUO GUASHA TUJIE

主　　编　《健康大讲堂》编委会
责任编辑　杨晓杰
封面设计　吴展新
出　　版　黑龙江科学技术出版社
　　　　　地址：哈尔滨市南岗区建设街41号　邮编：150001
　　　　　电话：(0451)53642106　传真：(0451)53642143
　　　　　网址：www.lkcbs.cn　　　　　www.lkpub.cn
发　　行　全国新华书店
印　　刷　深圳市雅佳图印刷有限公司
开　　本　711mm×1016mm　1/16
印　　张　16
字　　数　200千字
版　　次　2014年9月第1版　2014年9月第1次印刷
书　　号　ISBN 978-7-5388-7913-1/R · 2339
定　　价　29.80元